Dr L. Léopold PHILIPPE et Louis GAUTHIER
Membres de la Commission Technique
de la Fédération Nationale des Sociétés d'Education Physique
et de Préparation au Service Militaire de France et des Colonies.

De l'Air, de l'Exercice de l'Eau, du Soleil.

Questions d'Hygiène et d'Education Physique Individuelles

PRÉFACE DE LUCIEN LATTÈS
Président de la Fédération Nationale des Sociétés d'Education Physique
et de Préparation au Service Militaire de France et des Colonies

2 Planches hors-texte et 17 Dessins originaux
par E. CASTHÉLAZ

PRÉFACE

L'Education physique étant considérée aujourd'hui par les Pouvoirs publics, comme la partie la plus importante de la préparation au Service Militaire, nos Sociétés d'Education physique et de Préparation au Service Militaire s'efforcent de plus en plus à faire de leurs élèves des gars sains, robustes, alertes, susceptibles d'abord de devenir des guides pour les camarades de leur âge, ensuite et rapidement des soldats instruits, disciplinés, capables à leur tour de former des chefs. Nos sociétés sont de véritables pépinières de gradés, on a pu le constater au cours de la Grande Guerre.

Pour arriver vite au but assigné, il faut pouvoir disposer de moyens rapides, c'est la pensée directrice qui a guidé les auteurs du présent livre dans la conception, puis dans la réalisation de leur œuvre. C'est pour permettre à nos enfants de franchir plus promptement les diverses étapes du chemin qui doit les conduire au but, qu'ils viennent aujourd'hui le mettre à leur disposition.

Ils ont voulu créer une mentalité nouvelle chez les jeunes Français, semer dans leur cerveau ces idées : qu'il est indispensable de connaître, de pratiquer, puis de pouvoir expliquer les règles les plus élémentaires de l'hygiène individuelle, en même temps qu'il est indispensable de pratiquer et de savoir indiquer les mouvements de l'Education physique individuelle; que l'une est inséparable de l'autre, et qu'elles sont liées d'une manière indéfectible.

Ils ont voulu que tous nos élèves soient à même de pratiquer et d'enseigner la natation, estimant avec juste raison qu'elle doit faire partie des actes naturels de la vie, comme la marche, le saut, la course ; alors, ils ont mis à leur portée une méthode simple, pratique, peu connue encore, mais qui déjà a fait brillamment ses preuves.

Nous sommes persuadés que les questions « d'Hygiène et d'Education physique individuelles » rendront service non seulement à nos jeunes gens, mais aussi à leurs dévoués instructeurs. Ce livre constituera pour eux un aide-mémoire précieux qu'ils pourront facilement consulter et qui leur fournira souvent la matière de commentaires intéressants et instructifs.

Nous ne saurions donc trop recommander la lecture de cet ouvrage, car c'est pour donner à la Patrie des citoyens plus forts que les auteurs l'ont écrit.

Lucien LATTÈS,

Président de la Fédération nationale
des Sociétés d'Education Physique
et de préparation au Service Militaire
de France et des Colonies.

AVANT-PROPOS

L'Hygiène individuelle et l'Education physique appartiennent à tous.

Et si ce volume s'adresse plus spécialement aux jeunes gens, il n'en faut pas conclure qu'il ne s'adresse qu'à eux seuls. Au contraire, nous affirmons qu'il atteindra un but utile en allant toucher les adultes de l'un et l'autre sexe. Il n'est pas jusqu'aux personnes d'âge qui ne puissent se trouver bien de suivre les conseils décrits plus loin.

C'est dire qu'il s'agit d'une manière de vivre commune à tous. Le jour où cette vie hygiénique, rationnelle, scientifique pourrait-on dire, sera généralement admise, une mentalité nouvelle aura été créée. Alors, l'air, l'exercice, l'eau, le soleil, reprendront leurs places dans la vie humaine ; places si importantes autrefois, si réduites aujourd'hui.

Un grand progrès social aura été réalisé.

La race régénérée deviendra plus vaillante et plus belle.

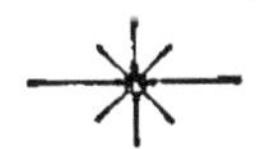

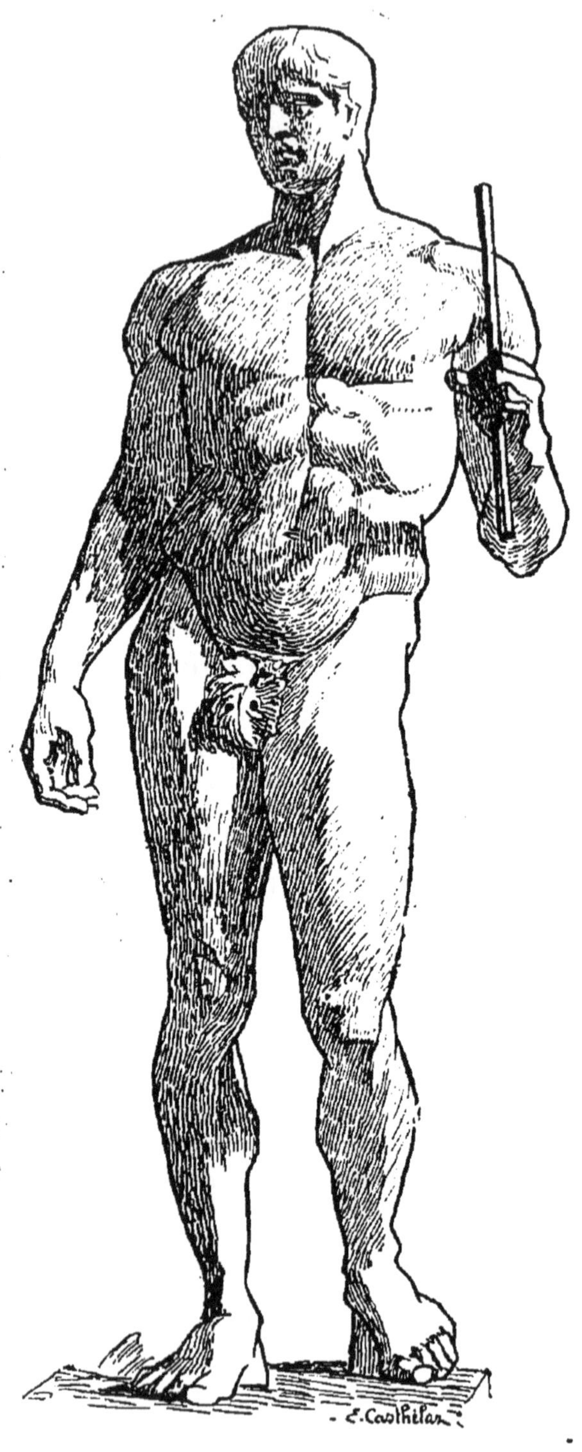

LE DORYPHORE DE POLYCLÈTE

RAPPORTS de l'HYGIÈNE et de l'ÉDUCATION PHYSIQUE avec la Vie.

Qu'est-ce que l'hygiène ?

L'hygiène est la science qui a pour but :

1° D'éviter les maladies ;

2° De nous assurer un parfait état de santé ;

3° De procurer à notre organisme son maximum de développement et son meilleur rendement.

Qu'est-ce que l'hygiène individuelle ?

L'hygiène individuelle est la partie de l'hygiène qui s'occupe de chacun d'entre nous en particulier.

C'est l'ensemble des règles les plus élémentaires que nous devons connaître et que nous devons mettre en pratique nous-même, parce qu'elles concernent notre propre individu.

Ce sont les devoirs que nous devons à notre corps ; propreté, bonne alimentation, exercices, repos.

Que faut-il entendre par l'état parfait de santé ?

L'homme en parfait état de santé est celui qui, non seulement, est exempt de maladies, d'infirmités ; mais qui, de plus, possède un organisme bien équilibré, dont toutes les fonctions s'accomplissent d'une façon régulière.

Il possède une force de résistance remarquable à la fatigue, à la peine, au travail.

C'est un être vaillant et fort qui rayonne autour de lui la joie de vivre.

Il constitue une force réelle pour le pays.

Le pays est d'autant plus puissant qu'il renferme plus d'hommes en parfait état de santé.

S'efforcer d'atteindre cet état de santé et s'y maintenir, c'est pour chacun de nous, non seulement un devoir que nous nous devons à nous-même, mais un devoir que nous devons à notre pays.

Comment acquérir l'état parfait de santé et s'y maintenir ?

Par la pratique quotidienne et constante des règles et préceptes de l'hygiène individuelle.

Par l'accomplissement journalier des exercices de l'éducation physique.

Qu'est-ce que l'éducation physique ?

L'éducation physique est l'ensemble des mouvements que nous devons répéter chaque jour et qui ont pour buts de :

1° Favoriser la croissance ;

2° Donner au corps toute sa hauteur et une bonne attitude : droite et ferme ;

3° Exercer et développer les muscles et les organes.

C'est le développement des muscles qui est le but principal. Il entraîne les autres à sa suite comme autant de conséquences.

L'éducation physique rend le corps fort, souple, résistant à la fatigue, à la maladie.

Elle prépare à la marche, au saut, à la course, aux manœuvres nécessaires pour se déplacer dans tous les terrains et malgré les obstacles.

Elle prépare aussi à la natation et aux sports quels qu'ils soient.

Sa pratique quotidienne donne de la volonté et augmente la puissance de travail. Elle prolonge la jeunesse et retarde la déchéance physique imposée par l'âge à ceux qui se négligent.

Certes, elle ne saurait reculer les limites de la vie au-delà du terme fixé par la nature, mais elle permet à celui qui lui est fidèle de vivre mieux et d'ignorer les défaillances ou les infirmités de la vieillesse.

Pourquoi faut-il faire de l'éducation physique avant les sports ?

De même qu'il faut apprendre l'alphabet afin de pouvoir lire ; de même, il faut pratiquer l'éducation physique avant les sports.

L'éducation physique est la base de tous les sports et en constitue la phase préparatoire; enfin, il n'existe pas de sport qui favorise le développement harmonieux de tous les muscles.

Seule, l'éducation physique remplit ces conditions.

Qu'est-ce qu'un sport ?

On peut appeler sport, tout exercice physique accompli en vue d'une compétition et mettant en jeu l'émulation.

Ainsi : courir est un exercice ; une course est un sport ; faire les mouvements d'une leçon de boxe est un exercice, faire un assaut est un sport ; nager est un exercice, une course de natation est un sport.

Cette différence dans le but à obtenir entraîne une différence dans les moyens : l'exercice peut être calme, tranquille, le sport est plus ou moins violent. L'exercice est approprié à l'individu, le sport oppose des individus.

Pour réussir dans un sport, il faut s'y préparer soigneusement. C'est faute d'une préparation suffisante que nous n'avons pas vaincu aux Jeux Olympiques. La volonté ne remplace pas la force bien entraînée. Il y a là un enseignement pour l'avenir. Nos athlètes seront vainqueurs lorsqu'à la volonté de vaincre ils joindront un entraînement bien compris.

Peut-il être dangereux de pratiquer un sport avant d'avoir suivi les règles de l'éducation physique ?

Oui, de même qu'on ne peut faire fonctionner, sans le détériorer, un moteur dont toutes les pièces ne sont pas en bon état, de même on ne peut demander à la machine humaine un travail musculaire intensif sans avoir développé parallèlement le cœur et les poumons.

Pratiquer un sport avant de posséder les règles de l'éducation physique c'est s'exposer à des troubles graves : troubles cardiaques, altérations du sang, troubles des reins, troubles pulmonaires... qui peuvent léser l'organisme d'une façon chronique et indélébile.

La décision du Ministre de la Guerre du 15 mars 1920, établit avec juste raison une distinction fondamentale entre « l'éducation physique qui vise au développement de l'individu et le prépare à son rôle de soldat » et « l'instruction physique qui se propose de développer la valeur collective, d'adapter le soldat à la discipline du champ de bataille par la discipline du stade... » (1) ... l'instruction physique, c'est-à-dire le sport.

Quels sont les rapports de l'hygiène individuelle et de l'éducation physique ?

Ces rapports sont intimes, l'une intervient pour que la machine soit bien construite, l'autre veille à ce que son fonctionnement soit parfait. Il n'y a pas d'hygiène individuelle bien comprise sans l'éducation physique ; il n'y a pas d'éducation physique rationnelle sans hygiène.

En effet, un individu qui ferait de l'éducation physique dans une atmosphère où l'air vicié serait chargé de poussières pourrait bien développer ses muscles, mais, en activant son besoin de respirer, il absorberait en plus grande quantité, des germes et des gaz toxiques qui amèneraient des lésions des poumons et des altérations du sang.

---

(1) *Journal Officiel* du 21 mars 1920, p 4597

Un individu qui observerait les règles de l'hygiène individuelle sans s'occuper de celles de l'éducation physique, pourrait éviter les maladies, mais il serait incapable de se livrer à un travail ou à un exercice musculaire un peu intensifs ; il n'aurait aucune résistance physique.

On voit donc que pour obtenir le rendement idéal de la machine humaine, l'hygiène individuelle et l'éducation physique se confondent et forment un tout indivisible.

Quels sont leurs rapports avec notre vie quotidienne ?

Vivre, c'est accomplir les fonctions de digestion respiration, circulation, sécrétion... c'est produire du travail mécanique ou intellectuel.

Pour que ces fonctions soient bien remplies, pour que le travail effectué soit du « bon travail » il faut que les organes soient en bonne forme et qu'ils fonctionnent bien. C'est l'affaire de l'hygiène individuelle et de l'éducation physique : elles pénètrent ainsi tous les actes de notre vie.

Le mécanicien doit-il connaître sa machine ? L'aviateur doit-il connaître son appareil et son moteur ?

Sans aucun doute s'ils veulent pouvoir apprécier si la machine ou l'avion fonctionnent bien, s'ils veulent prévoir les pannes au moindre bruit anormal, ou effectuer les réparations urgentes.

Le cavalier doit-il connaître son cheval ?

Oui, s'il veut véritablement ne faire qu'un avec lui et franchir, sans hésitation, les obstacles qui se présentent sur son chemin.

Pour conduire la machine humaine doit-on la connaître ?

Oui, de même que l'aviateur doit bien connaître son moteur ; le mécanicien, sa machine ; le cavalier, son cheval ; celui qui veut éviter les pannes de la machine humaine, c'est-à-dire les maladies et les infirmités, doit connaître comment est faite et comment fonctionne cette machine.

D'ailleurs, on fait mieux ce que l'on comprend bien. Pour pratiquer avec un profit réel l'hygiène individuelle et l'éducation physique, il faut comprendre le « pourquoi » de leurs préceptes, ce qui suppose une connaissance préalable du corps humain.

LE CORPS HUMAIN ET SA CONSTITUTION

Comment le corps humain est-il constitué ?

Le corps humain est essentiellement constitué :

1° Par une charpente dure appelée squelette, qui est l'ensemble des os ;

2° Par des muscles qui s'attachent sur ces os.

Le squelette qui assure la stature ou hauteur du corps, est incapable de se mouvoir de lui-même ; ce sont les muscles qui en se contractant déterminent les mouvements du corps.

Les muscles eux-mêmes obéissent ou reçoivent leur influx (1) moteur, des nerfs.

Les nerfs naissent de masses nerveuses appelées : moëlle épinière, bulbe rachidien, cerveau, qui forment le système nerveux central.

Le système nerveux central préside à toutes les fonctions de l'organisme, il assure l'unité de l'individu et permet ses relations avec l'extérieur

(1) *Influx moteur.* Courant nerveux qui parcourt les nerfs en partant des centres nerveux et qui porte aux muscles les ordres des mouvements.

Il est formé par la moëlle épinière et le bulbe logés dans la colonne vertébrale, auxquels se superposent le cervelet et le cerveau situés dans le crâne.

Enfin l'être humain emprunte au dehors les matériaux nécessaires à son développement, à son entretien et à son fonctionnement ; ce sont les différents aliments solides et liquides, c'est l'oxygène de l'air qui est indispensable à l'accomplissement de toutes les manifestations de la vie.

L'appareil digestif a pour fonction de modifier les aliments et de les absorber.

L'appareil respiratoire fait pénétrer l'air dans l'organisme.

Les aliments modifiés et absorbés ainsi que l'oxygène passent dans le sang.

Le sang mis en mouvement par le cœur, circule dans des conduits appelés : artères et veines et va porter à tous les éléments du corps les aliments absorbés et l'oxygène. De plus il les débarrasse des déchets qui sont le résultat des actions vitales. Il se purifie à son tour au niveau des reins et au niveau des poumons.

Enfin, les organes, le squelette, les muscles sont entourés par une membrane : la peau, qui isole l'individu du monde extérieur.

Quels sont les éléments qui constituent le corps humain ?

L'analyse chimique trouve dans le corps humain les corps chimiques élémentaires qui existent dans la nature.

Ces corps chimiques simples sont principalement de l'oxygène, de l'hydrogène, du carbone, de l'azote ; puis, du soufre, du phosphore, du fer, du sodium, du potassium, du calcium, du magnésium, du manganèse..

Moins fréquemment, c'est-à-dire dans quelques organes seulement, du fluor, de l'iode, du brome, de l'arsenic, du silicium.

Quelle est la composition chimique des corps vivants en général, du corps humain en particulier ?

Les corps chimiques simples n'existent pas à l'état isolé. Ils se combinent entre eux dans les corps vivants en suivant les lois générales de la chimie. — Loi des proportions définies de Proust, — Loi de Dalton...

Les corps simples s'unissent suivant leurs affinités (1) et leurs valences atomiques (2), ainsi se forment :

1° L'*eau*, combinaison (3) de deux atomes d'hydrogène et un atome d'oxygène ;

2° Les *acides* tels que :

L'acide *chlorhydrique*, combinaison de l'hydrogène et du chlore (acide chlorhydrique du suc gastrique).

---

(1) *Affinité* : Tendance qu'ont certains corps à se combiner entre eux, tels le carbone et l'oxygène de l'air pour former l'acide carbonique — l'hydrogène et l'oxygène qui forment l'eau.

(2) *Valence atomique* : Valeur propre à chaque corps dans une combinaison, ainsi il faut deux parties d'hydrogène et une partie d'oxygène pour former de l'eau.

(3) *Combinaison* : Union de deux ou plusieurs corps.

L'acide *sulfurique*, combinaison du soufre avec l'oxygène et l'hydrogène.

L'acide *phosphorique*, combinaison du phosphore avec l'oxygène et l'hydrogène.

L'acide *carbonique*, combinaison du carbone avec l'oxygène ;

3° Puis, les acides s'unissent aux métaux ou bases (1) pour former des *sels*. Tels que :

Le chlorure de sodium du sang ; le chlorure de potassium ; les carbonates de sodium et de calcium, ; les phosphates de potassium, calcium, sodium, magnésium.

Le phosphate de chaux forme les trois quarts de la masse de ces matières minérales, ce sont en effet ces substances qui composent en grande partie le squelette.

Corps simples isolés, acides, bases ou métaux, sels, constituent les *substances inorganiques* (2), ou *minérales*.

Un plus haut degré de complexité caractérise les *substances organiques* proprement dites qui comprennent :

Les *hydrates de carbone*, substances formées de carbone d'une part, et d'autre part d'oxygène et d'hydrogène dans les mêmes proportions que dans l'eau ; tels sont les sucres, l'amidon, les gommes, le glycogène ou amidon animal, la cellulose.

---

(1) Substance qui, combinée avec un acide produit un sel. Elle ramène au bleu la teinture de tournesol rougie par un acide et verdit le sirop de violette, telles sont : la potasse, la soude.

(2) *Inorganique* : Substance provenant de corps qui n'ont pas de vie, qui, par suite, ne sont pas organisés et ne peuvent effectuer aucune fonction vitale, respiration, circulation, digestion, croissance... tels les métaux, la pierre.

Les *corps gras ou graisses* formés également de trois éléments, — carbone, hydrogène et oxygène — mais beaucoup plus riches en carbone et en hydrogène.

Enfin, *la matière vivante,* par excellence, matière albuminoïde, qui se caractérise principalement par l'union *d'azote* aux corps précédents, (carbone, oxygène, hydrogène) et secondairement de soufre ou de phosphore ; mais l'azote est l'élément essentiel.

LA FONCTION DIGESTIVE

Qu'est-ce que la digestion ?

La digestion est l'ensemble des modifications qui transforment les matières empruntées à l'extérieur de façon à les rendre aptes à être absorbées et assimilées.

Les matières empruntées au dehors servent à l'édification du corps, à son entretien, à son fonctionnement, ce sont les *aliments.*

Les transformations que subissent les aliments ont lieu dans l'appareil digestif.

Quelle est la composition chimique des aliments ?

C'est naturellement la même que celle du corps humain, puisqu'ils servent à le former.

On distingue :

1° Les aliments *inorganiques* : l'oxygène, l'eau, les sels minéraux : chlorures, phosphates, sulfates ; et en plus petite quantité : du fer, de l'arsenic, du brome, de l'iode, du manganèse.

2° Les aliments *organiques* :

a) Hydrates de carbone : sucres, substances amylacées, gommes, mucilages ;

b) Corps gras ou graisses ;

c) Matières albuminoïdes.

Sous quelles formes les aliments nous sont-ils présentés ?

Les matières premières qui servent à l'édification et à l'entretien du corps, qui lui fournissent l'énergie nécessaire à son fonctionnement, ne se présentent pas en général à l'état isolé.

Sels minéraux, hydrates de carbone, graisses, albuminoïdes, eau, s'unissent en proportions variables pour constituer les aliments.

Quelquefois toutes ces substances existent en proportions convenables dans un seul et même aliment, on dit alors que cet aliment est *complet*, exemple le lait, les légumineuses (v. page 32).

Mais ce fait est rare, et le plus souvent, les aliments ne renferment pas toutes les substances, ou plutôt en renferment une ou deux, en proportion considérable, alors que les autres sont en minime proportion et pour ainsi dire inexistantes. Ce qui explique qu'on doit choisir les aliments les plus propres à fournir les éléments vitaux, c'est-à-dire les plus riches en substances nutritives.

Qu'est-ce que l'appareil digestif ? Comment-est il constitué ?

L'appareil digestif est constitué par le tube digestif et des formations appelées glandes qui secrètent des sucs digestifs, et qui lui sont annexées.

Qu'est-ce que le tube digestif ?

C'est un tube, un canal qui traverse l'individu de haut en bas en commençant par la bouche.

D'abord presque rectiligne et de calibre uniforme, comme chez certaines espèces animales inférieures, par exemple, les vers ; il s'allonge, se contourne sur lui-même, se dilate en certains points de son trajet, chez les animaux supérieurs et chez l'homme. Ces parties dilatées ayant des missions spéciales et, par conséquent, une structure particulière, sont isolées en organes de l'appareil digestif ; on distingue : la bouche, le pharynx, l'estomac, l'intestin grêle et le gros intestin.

1° **La bouche.**

Elle est limitée en avant par les lèvres ; sur les côtés par les joues ; en arrière par le voile du palais ; en haut par le palais.

Elle renferme la langue et les dents.

Elle reçoit la *salive*, produit de secrétion des glandes salivaires qui sont disposées autour d'elle.

La *langue* sert aux mouvements : de la parole, de la mastication, de la déglutition.

Elle nous fait connaître les saveurs des aliments par les petites saillies ou papilles que l'on voit en arrière, près du voile du palais.

Les *dents* sont de petits organes durs insérés dans les alvéoles ou creux des maxillaires supérieur et inférieur qui forment les mâchoires.

Elles servent à la trituration, à la division des aliments solides qui sont broyés entre la mâchoire supérieure, sorte d'enclume sur laquelle vient frapper le marteau, c'est-à-dire la mâchoire inférieure.

Les aliments broyés par les dents, malaxés par la langue, les lèvres, les joues, sont imbibés de salive de manière à former une masse molle, pâteuse appelée bol alimentaire, qui passe dans le pharynx.

2° Le pharynx.

Le pharynx qui fait suite à la bouche, est une sorte de carrefour commun à l'appareil digestif et à l'appareil respiratoire. Il sert de passage aux aliments et à l'air. Il descend de la base du crâne jusqu'au niveau de la cinquième ou sixième vertèbre cervicale où il se continue avec l'œsophage.

3° L'œsophage.

L'œsophage est un tube ou canal musculeux qui s'étend du pharynx à l'estomac sur une longueur de vingt centimètres. Il descend presque verticalement et pénètre dans le thorax.

Il sert simplement à conduire le bol alimentaire.

4° L'estomac.

Dilatation la plus volumineuse du tube digestif, l'estomac présente la forme d'une cornemuse avec une extrémité supérieure fortement renflée appelée grosse tubérosité, et une partie inférieure appelée petite tubérosité.

L'œsophage s'y ouvre librement en haut par un orifice appelé *cardia.*

L'estomac se continue en bas avec l'intestin grêle par un orifice appelé *pylore* ; mais ici, la communication n'est pas toujours ouverte, une sorte de clapet, appelé *valvule pylorique,* l'interrompt et ne s'ouvre que pour donner passage aux aliments lorsque ceux-ci ont été suffisamment modifiés par le suc gastrique.

Entre le cardia et le pylore s'étend l'estomac avec ses tubérosités. C'est une poche formée d'une paroi constituée :

Extérieurement par des fibres musculaires, qui,

en se contractant, brassent les aliments et les font progresser vers le pylore,

Intérieurement par une membrane, appelée muqueuse, qui double la couche précédente musculeuse, et secrète le suc gastrique (v. page 29).

5o **L'intestin grêle.**

Par le pylore, le bol alimentaire transformé par les sucs digestifs et qui porte le nom de *chyme*, passe dans l'intestin grêle, tube allongé et contourné sur lui-même sur une longueur de six mètres environ.

Il présente deux parties :

Une partie fixe de contour déterminé qui fait suite à l'estomac ; c'est le *duodénum* dans lequel vient se déverser le contenu des deux grosses glandes annexes : foie et pancréas, il mesure environ 25 centimètres de longueur.

Une partie plus longue, masse fluctuante qui remplit une grande partie de l'abdomen ou ventre, et qui est mobile avec les mouvements de la respiration et les contractions de la paroi abdominale, c'est le *jujénum iléon.*

Comme l'estomac, l'intestin.est formé :

Extérieurement par une couche de fibres qui, en se contractant, brassent les aliments et les font progresser vers le gros intestin.

Intérieurement, par une membrane muqueuse qui secrète les sucs intestinaux et qui préside aux phénomènes de l'absorption.

6o **Le gros intestin.**

Il fait suite à la dernière partie de l'intestin grêle. Sa longueur moyenne est de 1 m. 50.

A son niveau, le tube digestif se dilate de nouveau, d'où son nom.

Il présente un trajet relativement fixe. Il commence dans la partie droite et inférieure du ventre, un peu au-dessus de l'aine droite, par une partie volumineuse appelée *cœcum*.

Au cœcum fait suite le *colon ascendant* qui monte verticalement le long du flanc droit jusque sous les côtes inférieures droites ; là, il se coude à angle droit pour se continuer par le colon transverse, qui s'étend transversalement de droite à gauche. Sous les côtes inférieures gauches, nouveau coude à 90 degrés, et le colon transverse devient le *colon descendant*, qui longe le flanc gauche pour se continuer dans le bassin avec une partie contournée en *S*, *l'S iliaque* à laquelle fait suite la dernière partie du gros intestin, le *rectum*.

Le gros intestin est formé d'une paroi qui comporte une couche musculeuse doublée d'une muqueuse (comme l'intestin grêle, comme l'estomac).

Il reçoit les résidus de la digestion et les aliments qui ont échappé à l'action des sucs digestifs. Il les fait progresser jusqu'à ce qu'ils soient rejetés à l'extérieur.

Quelle est l'action des sucs digestifs sur les aliments ?

Les sucs digestifs ont chacun une action précise portant sur une catégorie déterminée d'aliments.

1° La *salive* agit sur les hydrates de carbone du groupe des amyloses, c'est-à-dire sur l'amidon, donc elle sert à la digestion du pain.

2° Le *suc gastrique* transforme et digère les matières albuminoïdes, c'est-à-dire la viande et la partie albuminoïde du lait, des œufs, des légumineuses.

3° Le *suc pancréatique* agit sur les matières grasses, les graisses qu'il rend assimilables,

sur les amidons, de même que la salive,

sur les matières albuminoïdes, comme le fait le suc gastrique.

Mais l'action principale se porte sur les graisses et les hydrates de carbone.

4° La *bile* renforce l'action du sucre pancréatique sur les graisses.

Elle a, de plus, une action antiseptique sur le contenu de l'intestin, et elle sert à faciliter l'excrétion ou rejet à l'extérieur des matières résiduelles et qui sont passées à cet effet dans le gros intestin.

5° Le *suc intestinal* a une action complexe.

Il agit sur les sucres, sur les graisses, et il renforce l'action du suc pancréatique sur les matières albuminoïdes.

D'où provient chacun des sucs digestifs ?

1° La Salive.

La salive provient des glandes salivaires qui déversent le produit de leur secrétion dans la bouche.

2° Le suc gastrique.

Le suc gastrique est sécrété par la muqueuse de l'estomac. Il renferme comme éléments essentiels : la *pepsine*, qui digère les matières albuminoïdes, en présence d'*acide chlorhydrique*.

3° Le suc pancréatique.

Le suc pancréatique provient du pancréas, organe glandulaire annexé à l'intestin grêle.

4° La bile.

La bile est produite par le foie, volumineuse glande située dans la partie supérieure de l'abdomen, principalement sous les fausses côtes droites.

5° Le suc intestinal.

Le suc intestinal est secrété par la muqueuse de l'intestin.

Qu'est-ce que la digestibilité des aliments ?

C'est leur facilité plus ou moins grande à être digérés.

Chaque aliment a un coefficient de digestibilité qui lui est propre. C'est le rapport : entre la quantité utilisée réellement à la suite de la digestion, et la quantité introduite dans l'estomac.

Le coefficient des hydrates de carbone oscille entre 0,9 et 1. Les hydrates de carbone sont donc très digestibles.

Le coefficient des graisses est un peu plus bas 0,90 à 0,97.

Le coefficient des albuminoïdes est variable suivant l'origine de 0,65 à 0,98. Celles qui nous sont fournies par le règne végétal laissent plus de résidus que celles qui sont données par le règne animal.

Qu'est-ce que l'absorption ?

L'absorption est le passage des aliments digérés, c'est-à-dire modifiés par les sucs digestifs, dans les vaisseaux sanguins et lymphatiques de l'intestin grêle.

Par les lymphatiques ou chylifères passent les graisses digérées. Finalement ces vaisseaux les amènent dans le sang qui absorbe directement les sels, les matières albuminoïdes, les hydrates de carbone modifiés.

C'est donc dans le sang que passent les matières nutritives absorbées au niveau de l'intestin grêle.

Qu'est-ce que l'assimilation ?

L'assimilation, c'est l'acte par lequel tous les éléments du corps humain ou cellules, puisent dans le sang, milieu intérieur qui les baigne, les substances minérales et organiques dont elles ont besoin et qu'elles s'incorporent.

L'assimilation est la conséquence de la digestion, de l'absorption et aussi de la circulation.

Elle a pour corollaire (1) la désassimilation qui est le rejet dans le sang des matériaux qui ne sont plus utiles.

Quelle est la durée moyenne de la digestion ?

Il s'agit ici, de la digestion stomacale ; elle dure en moyenne de trois à quatre heures.

---

(1) *Corollaire* : Conséquence directe d'une proposition qui vient d'être démontrée.

Les aliments qui sont digérés en moins de trois heures, sont des aliments faciles à digérer ; tels sont le lait, la pomme de terre, les œufs crus ou cuits à la coque, les volailles, le pain rassis.

Les aliments qui sont digérés en plus de quatre heures, sont des aliments très difficiles à digérer, tels sont : la viande de porc, le jaune d'œuf durci, la salade, les choux, le pain frais et chaud.

Quels sont les aliments à prendre d'une façon habituelle ?

Quels sont ceux qu'il faut éviter ?

Il faut se nourrir d'aliments de digestion facile et qui ont une haute valeur nutritive, c'est-à-dire qui sont riches en éléments vitaux.

Il faut éviter les aliments indigestes ou à valeur nutritive faible ou nulle.

Quels sont les aliments usuels les plus riches en éléments vitaux ?

1° Le lait, aliment complet qui renferme de l'eau ; des hydrates de carbone : la lactose ou sucre de lait ; des matières grasses : le beurre ; une substance albuminoïde : la caséine ; des sels minéraux.

2° Les légumineuses : haricots, pois, lentilles, fèves, qui constituent une autre variété d'aliments complets riches en hydrates de carbone, en sels, surtout en phosphates, en albuminoïdes végétales.

3° Les viandes de boucherie et de basse-cour qui nous fournissent des matières albuminoïdes animales, des graisses, des sels minéraux.

4o Les œufs qui nous donnent des matières albuminoïdes (blanc), des graisses, des sels, entre autres : l'acide phosphorique (jaune).

5o Les poissons renferment des matières albuminoïdes et des graisses.

6o Les fromages qui résultent de préparations portant sur le lait caillé. Il en est de très riches, le gruyère, par exemple : 100 grammes de gruyère renferment deux fois plus d'albumine et dix fois plus de graisse que le poids correspondant de viande de bœuf.

7o Le pain qui nous fournit une forte proportion d'hydrate de carbone sous forme d'amidon du blé.

8o Les pâtes alimentaires : nouilles, macaroni, vermicelle, qui sont le résultat d'un mélange de farine de froment, de lait, d'œufs, de beurre, ont une grande valeur alimentaire renfermant de l'albumine, des hydrates de carbone, de la graisse.

9o Les féculents : riz, pomme de terre, riches en hydrates de carbone.

10o Les légumes aqueux : artichaut, asperge, carotte, choux, épinards, tomate, riches en eau et renferment surtout des sels minéraux, ils contiennent aussi de la cellulose.

11o Les fruits oléagineux ou huileux : noix, amande, noisette, riches en graisses ou huiles végétales.

Les fruits amylacés : châtaignes, qui se rapprochent des féculents ;

Les fruits secs : datte, figue, pruneaux, qui renferment du sucre, des sels, de la cellulose.

Les fruits aqueux : abricot, pomme, poire,

raisin, cerise, pêche, fraise, groseille, framboise, riches en eau, en sucre et en cellulose.

12° Les aliments liquides sont :

a) L'eau, boisson essentielle, fondamentale ;

b) Les boissons fermentées : vin, cidre, bière ;

c) Les infusions toniques et stimulantes : café, thé, maté, cacao, chocolat.

Quelles sont les précautions à prendre pour leur choix et leur préparation ?

Les aliments doivent être sains, préparés d'une façon agréable et simple, cuits à point, assaisonnés sans excès.

D'après ces règles on choisira de préférence :

Les viandes rôties, grillées ou cuites avec des sauces simples ;

Les poissons ;

Les pommes de terre, en se rappelant que les plus digestibles sont les pommes de terre cuites à l'eau et que l'on additionne de beurre au moment de les manger ou en purée ;

Les légumineuses : haricots, lentilles, pois ; les purées sont plus faciles à digérer. On peut aussi les écraser dans l'assiette avec la fourchette.

Les légumes verts, les salades cuites, de valeur nutritive moindre, mais utiles pour leurs sels minéraux et rafraîchissants.

On usera des œufs sous toutes formes, les œufs à la coque sont les plus légers ; les œufs durs sont difficiles à digérer.

Le lait sera employé pour le petit déjeuner : café au lait, chocolat, thé au lait, et dans les potage

Mais il faut se garder de boire du lait en mangeant comme le font certaines personnes croyant par ce fait, reposer leur estomac. Elles le surmènent au contraire, puisqu'elles surajoutent aux aliments du repas, un aliment qui renferme tous les autres, puisqu'il est complet.

Les pâtes alimentaires : nouilles, macaronis, sont très utiles et de digestion facile.

Le riz a une haute valeur nutritive, il s'emploie comme légume, ou comme entremets ; de même les semoules, le tapioca.

Les fromages blancs et les fromages qui ne sont pas trop faits, comme le gruyère, le brie, le camembert frais.

Enfin les fruits, soit crus, soit cuits avec du sucre, en compote, en confiture, sont des aliments de premier ordre.

Le pain devra être légèrement rassis et ne pas renfermer trop de mie.

D'une façon générale, on évitera de manger couramment : les sauces trop riches ; les viandes fortes ou faisandées, comme le gibier ; les viandes de charcuterie sauf le jambon ; les crustacés et surtout les moules ; les légumes indigestes, tels que les choux, les haricots rouges. Il y a à ce sujet de grandes différences individuelles. Chacun doit se connaître.

On évitera aussi: les légumes crus, mangés à la vinaigrette, tels que les artichauts crus, les salades ; les fromages trop fermentés, les patisseries trop compliquées, le pain chaud et trop chargé de mie.

Comment doit-on manger ?

Il faut manger à des heures régulières, choisies

une fois pour toutes, d'après les occupations de chacun.

En général, on adopte les heures suivantes :
Petit déjeuner : entre 6 h. 1/2 et 7 h. 1/2.
Déjeuner : entre 12 heures et 12 h. 1/2.
Dîner : entre 19 heures et 20 heures.

La durée d'un repas doit être suffisante. Il faut admettre une demi-heure au minimum ; trois quarts d'heure en moyenne pour le déjeuner ou le dîner.

L'irrégularité des heures des repas, la précipitation ou trop grande rapidité des repas, amènent des troubles digestifs.

Il faut être calme pendant le repas et maintenir son attention fixée sur la manière de bien manger.

Il ne faut pas lire en mangeant quand on mange seul, ni s'absorber dans des rêveries, ou dans des calculs.

Il ne faut pas trop s'animer, ni causer fortement ou discuter avec passion quand on mange en société.

L'heure du repas doit être un moment de repos pour l'esprit comme pour le corps. Le proverbe : « Celui qui mange lentement, travaille lentement », consacre une erreur. Il faut le rejeter et dire : « Celui qui mange bien a bonne santé, est de bonne humeur et travaille bien ». On peut dire aussi : « Fais bien ce que tu fais ».

Quelle est l'importance de la mastication ? Comment doit-on mastiquer les aliments ?

L'importance de la mastication est considérable. Pas de bonne digestion sans une bonne mastication.

Avec une mauvaise mastication, non seulement les aliments sont mal digérés, mais encore il se produit des troubles permanents de l'estomac d'abord, de l'intestin ensuite, qui ont une répercussion sur l'organisme en général : amaigrissement, perte de forces, incapacité d'effectuer un travail soutenu, tendance à contracter les maladies.

La mastication doit donc être lente, faite avec attention et avec soin de manière à être complète, totale.

Que faut-il pour pratiquer une bonne mastication ?

Il faut avoir une bouche saine, une bonne dentition.

Il faut vouloir se servir de ses dents, prendre le temps nécessaire pour bien diviser les aliments, et ne pas avaler précipitamment.

Comment avoir une bouche saine ? Une bonne dentition ?

En pratiquant d'une façon rigoureuse l'hygiène de la bouche, c'est-à-dire en prenant des soins quotidiens personnels qui consistent en une toilette minutieuse de la bouche.

Quand faut-il faire cette toilette ?

Chaque jour : le matin en se levant, après chaque repas quand cela est possible, et surtout le soir avant de se coucher.

Quels sont les instruments nécessaires ?

Une brosse à dents, dure et petite ;
Un verre d'eau fraîche ;
Une bobine de fil solide ;
Un cure-dents.

Il est bon d'avoir aussi une glace à main pour vérifier facilement l'état des gencives et du pied de dents.

Quelles sont les opérations à faire ?

1° Nettoyer les espaces qui sont entre les dents avec le fil qu'on fait glisser par un mouvement de va et vient alternativement sur la face latérale de chaque dent.

Après chaque repas, se servir du cure-dent s'il y a lieu.

2° Brosser les dents en dehors, du côté des joues, en dedans, du côté de la langue, sur les faces triturantes.

Le brossage doit être dur, énergique et durer en moyenne deux minutes au minimum.

On doit brosser non seulement la dent, mais surtout le pied de la dent, de bas en haut pour la mâchoire inférieure, de haut en bas, pour la mâchoire supérieure, de façon à éviter le déchaussement des dents.

Ne pas s'alarmer si les gencives saignent, au contraire continuer le brossage énergiquement ; quand les gencives raffermies seront redevenues saines, elles ne saigneront plus.

3° Rincer la bouche avec l'eau. L'eau fraîche ne doit pas donner de douleurs, si elle en provoque, c'est qu'il y a des lésions dentaires qu'il faut rechercher et soigner.

Est-il nécessaire d'employer des antiseptiques ?

Non, le nettoyage doit être avant tout mécanique, le brossage énergique suffit à maintenir la bouche saine.

Y a-t-il des conditions où l'emploi des antiseptiques est nécessaire ?

Oui dans deux circonstances :

1° En cas d'épidémie, épidémie de grippe par exemple.

2° Lorsqu'on vient d'approcher un malade et que l'on peut craindre la contagion.

Dans ce dernier cas, il faut de plus :

Eviter de respirer par la bouche ;

Eviter de porter les mains au visage ;

Eviter de recevoir des particules de salive et de crachats émises par le malade.

Aussitôt qu'on s'est éloigné, il faut procéder à une désinfection soigneuse des mains et de la bouche.

On pourra, dans ce cas, employer l'antiseptique buccal suivant :

Formol	5	grammes
Essence de menthe	2	»
Essence de badiane	2	»
Alcool à 90°	150	»

Dix gouttes dans un verre d'eau bouillie.

On pourra se gargariser en même temps qu'on se rincera la bouche.

Quelle est la quantité d'aliments à prendre à un repas ?

Cette quantité est variable suivant les circonstances et suivant les individus ; d'une façon générale, elle est plus considérable pendant la croissance et le travail manuel intense, ou après un exercice violent, que pendant le repos, le travail modéré, ou lorsque la croissance est terminée.

C'est la balance qui nous indiquera si la quantité d'aliments que nous absorbons est suffisante.

L'augmentation régulière de poids pendant la croissance, la constance du poids normal, quand la croissance est terminée ; indiquent une alimentation suffisante.

Il faut donc se peser régulièrement et connaître son poids normal.

La règle de Quételet peut servir de guide. Elle se formule ainsi : « On doit peser autant de kilos que la hauteur comporte de centimètres au-dessus du mètre quand on se pèse tout habillé ». Autrement, le poids indiqué serait trop fort. Un homme de 1 m. 68 devra peser 64 à 65 kilos seulement ; 68 kilos avec ses vêtements.

Quelle est la quantité de boisson à prendre à chaque repas, et comment doit-on boire ?

Il faut surtout ne pas trop boire aux repas, sous peine de troubler la digestion.

Une quantité de liquide d'un demi litre est une moyenne à observer.

Cette quantité sera absorbée par petites doses au cours du repas, en évitant de boire trop chaque fois.

Que doit-on boire aux repas ?

On peut prendre différentes boissons : de la bière, du cidre, et le plus souvent du vin additionné d'eau, dans la proportion de un tiers de vin pour deux tiers d'eau en moyenne, mais toujours en s'en tenant à la quantité totale permise.

Pourquoi faut-il éviter de boire de grandes quantités de liquides ?

Parce que l'excès de la masse de liquide détermine des troubles digestifs d'abord passagers : ballonnement, difficulté de la digestion qui est retardée ; puis des troubles permanents : dilatation de l'estomac, dyspepsie.

Il y a aussi des troubles circulatoires : le liquide en excès passant dans le sang, il en résulte une augmentation de la masse sanguine qui a elle même pour conséquence une élévation de la pression dans les artères, d'où surcharge qui augmente le travail du cœur.

Quels sont les mouvements et exercices de l'éducation physique qui sont nécessaires pour favoriser le bon fonctionnement de l'appareil digestif?

Ce sont les mouvements et les exercices qui fortifient et développent les muscles des parois abdominales.

Les parois abdominales maintiennent, en effet, à leurs places normales les organes qui sont contenus dans la cavité abdominale, abdomen ou ventre.

Leur relâchement ou leur affaissement, en favorisant les déplacements des organes digestifs, déterminent des troubles profonds de la digestion et de la nutrition.

C'est là une donnée d'une importance considérable.

Quels sont les mouvements de l'éducation physique qui développent les parois abdominales ?

Ce sont les mouvements suivants qui se font, les uns en position allongée, les autres en station droite.

1° Mouvements en position allongée.

S'allonger sur le sol, bien à plat, la colonne vertébrale dans la plus grande rectitude, les pieds réunis.

A. Mouvements de *flexion du tronc*:

a) Les membres supérieurs étant allongés derrière la tête et parallèles, s'asseoir et aller toucher la pointe des pieds. Revenir lentement à la position du départ (v. fig. 16, page 132).

b) Les membres supérieurs allongés le long du corps, s'asseoir et se pencher en avant, même retour lent à la position du départ.

c) Les membres supérieurs repliés, mains à la nuque, s'asseoir et s'allonger lentement.

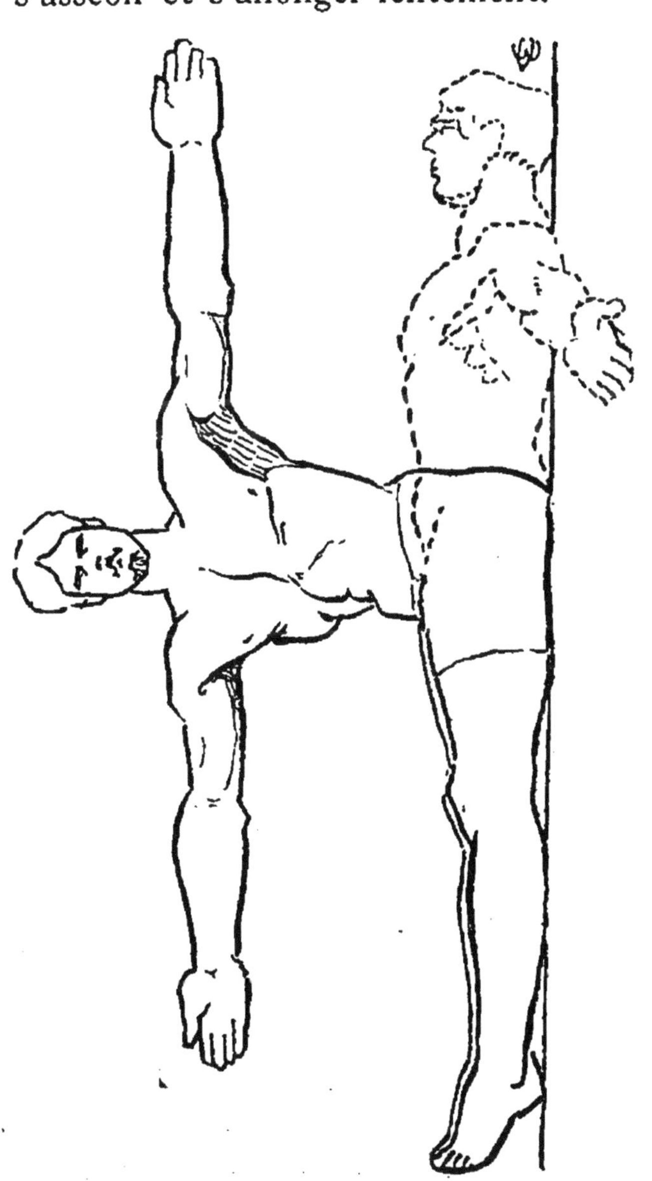

d) Les membres supérieurs allongés en croix, en extension horizontale, s'asseoir et effectuer une rotation du tronc sur les hanches, pour amener les bras perpendiculairement à la direction précédente. (v. fig. page 43).

On pourra aussi faire les mêmes mouvements en tenant les membres inférieurs écartés au maximum.

B. Mouvements d'*élévation* et de *flexion des membres inférieurs.*

a) Elévation alternative des membres inférieurs bien étendus jusqu'à la verticale ; mains à la nuque, pieds en extension (v. fig. 15, page 131).

b) Elévation simultanée des membres inférieurs (v. fig. 15).

c) Mêmes mouvements avec flexion de la jambe sur la cuisse et de la cuisse sur le bassin.

Extension pour revenir à la position de départ.

d) Mouvement de circumduction ou de moulinet autour de la hanche.

2° **Mouvements en station droite.**

Se tenir droit, les talons réunis, sans raideur, les mains aux hanches, aux épaules ou à la nuque.

a) Elévation alternative des membres inférieurs étendus jusqu'à l'horizontale (v. fig. 4).

b) Elévation de la cuisse suivie de l'extension de la jambe (v. fig. 4, page 121).

c) Flexion latérale du tronc alternativement à droite puis à gauche.

d) Flexion du tronc en avant, le porter à droite puis en arrière en extension forcée, puis à gauche, puis en avant (v. fig. 12, 13, 14, pages 128, 129, 130).

Effectuer ce mouvement de circumduction en sens opposé en commençant par le côté gauche.

LA RESPIRATION

Qu'est-ce que la respiration ?

La respiration est la fonction par laquelle l'organisme :

1° Puise dans l'air extérieur, l'oxygène qui lui est nécessaire pour accomplir ses principales manifestations vitales ;

2° Rejette au dehors, l'acide carbonique, résidu de son activité, de son fonctionnement.

Ce sont les poumons qui sont les organes chargés d'accomplir cette fonction.

Quel est le caractère des manifestations vitales et pourquoi l'oxygène leur est-il indispensable ?

Les manifestations vitales sont en somme des phénomènes chimiques. (Nous avons vu la composition du corps humain en éléments simples, et nous connaissons la composition chimique des aliments.)

Or, beaucoup des phénomènes chimiques qui se passent dans l'organisme peuvent être assimilés à des oxydations, c'est-à-dire à des combustions.

Le charbon qui brûle dans la chaudière de la machine à vapeur, voilà le type d'une combustion.

Et chacun sait que l'oxygène de l'air est indispensable pour que le charbon puisse brûler.

La flamme de la bougie s'éteint dès qu'on la recouvre d'un verre où il n'y a plus d'air. Il en est de même pour les combustions vitales. Elles ne peuvent s'effectuer si l'oxygène manque.

C'est ainsi, par exemple, que les sucres, les graisses sont brûlés dans le corps humain pour fournir de l'énergie calorique et mécanique et cette combustion ne peut avoir lieu qu'avec le concours de l'oxygène.

Où se passent les oxydations, et quel est le rôle des poumons ?

Les combustions, ou oxydations vitales, se passent au sein des tissus, des organes du corps; par exemple, au milieu des muscles qui travaillent.

L'oxygène est simplement absorbé dans les poumons par le sang qui le porte aux tissus et qui ramène des tissus aux poumons, le gaz de déchet, c'est-à-dire l'acide carbonique.

La fonction respiratoire comprend donc deux grandes phases :

Une phase pulmonaire par laquelle l'oxygène de l'air (milieu extérieur) pénètre dans le sang, (milieu intérieur), c'est la respiration externe.

Une phase cellulaire, respiration des tissus ou respiration interne qui consiste dans les échanges gazeux qui se font entre le sang d'une part et les éléments des organes ou des tissus, c'est-à-dire les cellules, d'autre part.

Quel est en gros le mécanisme de la respiration pulmonaire ?

Les poumons peuvent être considérés comme un double sac à paroi très mince dont la surface interne est multipliée par une foule de petites logettes serrées les unes contre les autres. Sur la surface externe se ramifie un réseau serré de très fins vaisseaux de la grosseur d'un cheveu, vaisseaux appelés pour cette raison, capillaires. Le sang circulant dans ces vaisseaux n'est séparé de l'air qui pénètre dans le sac pulmonaire que par l'épaisseur de la paroi du vaisseau et de la paroi du sac. Ces parois étant extrêmement minces, les conditions les plus favorables à l'échange des gaz sont réalisées.

Quels sont les phénomènes mécaniques de la respiration pulmonaire ?

L'air pur doit être amené dans les poumons, l'air vicié chargé d'acide carbonique doit être rejeté au dehors. D'où un double mouvement d'entrée et de sortie, correspondant à des dilatations de la poitrine ou *inspirations*, à des retraits de la poitrine, ou *expirations*.

Le poumon est un organe très élastique ; il est uni d'une façon intime à la paroi du thorax. Le thorax est mobile, il présente des mouvements périodiques d'expansion ou de dilatation, et de retrait.

Il entraîne les poumons dans ses mouvements : il les dilate et les rétrécit.

Quand il les dilate, il y a appel d'air extérieur,

c'est l'inspiration ; quand il les comprime, il y a chasse d'air pulmonaire vicié, c'est l'expiration.

Comment l'air arrive-t-il dans les poumons ?

L'air n'arrive pas directement aux poumons. S'il en était ainsi, il pourrait en résulter des altérations graves des très minces parois des logettes ou alvéoles pulmonaires, surtout lorsque l'air est trop froid, ou trop sec, et lorsqu'il est impur, c'est-à -dire chargé de poussières irritantes, ou de germes facteurs de maladies. L'air doit donc être préparé :

1° Débarrassé de ses impuretés ;

2° Réchauffé, quand il est trop froid ;

3° Humidifié, quand il est trop sec.

Pour cela il pénètre à chaque inspiration par les narines, parcourt les fosses nasales, où il se débarrasse de ses impuretés, se réchauffe et s'humidifie. Il passe ensuite par le pharynx, traverse le larynx ; il suit la trachée, le long du cou et dans la partie supérieure de la poitrine. Puis il s'enfonce dans les deux grosses bronches, droite et gauche qui naissent de la division de la trachée. Finalement, il arrive aux poumons en parcourant les divisions bronchiques successives qui s'amincissent en se divisant, jusqu'aux logettes ou alvéoles pulmonaires.

Doit-on respirer par le nez ou par la bouche ?

On doit respirer uniquement par le nez, puisque ce dernier a pour rôle, nous venons de le voir, de préparer l'air extérieur.

Il tombe sous le sens qu'introduire brusquement dans la poitrine un air glacé, ou trop sec, ou chargé de microbes, de poussières est une absurdité et un danger.

Les fosses nasales filtrent l'air de ses germes et de ses poussières par leurs poils et par la sérosité qu'elles secrètent. Elles le réchauffent, car elles sont tapissées par une menbrane riche en vaisseaux sanguins et où une circulation active amène le sang et la chaleur.

Respirer par la bouche, c'est risquer de produire des maladies causées par le froid et les microbes ; au niveau des amygdales : angines, abcès ; au niveau du larynx: laryngite ; dans les bronches et les poumons : bronchites, congestions.

L'air expiré doit passer également par les fosses nasales, qui sont bien dépendantes de la fonction respiratoire. Il n'y a aucune raison de le rejeter par la bouche.

Qu'est-ce que l'air ?

L'air est un mélange de deux gaz principaux : *l'oxygène* et *l'azote*.

Leurs proportions sont les suivantes :

21 0/0 d'oxygène ;
78 0/0 d'azote.

L'azote n'intervient pas dans la respiration. Son rôle est d'atténuer l'action de l'oxygène en le diluant.

On trouve encore dans l'air :

1° Des traces d'acide carbonique, produit par les combustions diverses : bois, charbon, respiration des êtres vivants ;

2° De très petites quantités de gaz dont on ignore le rôle : ozone, argon, néon ;

3° Enfin de la vapeur d'eau qu'il tient en suspension sous forme de fines gouttelettes, en plus ou moins grande quantité, suivant que l'air est sec ou humide.

Comment l'air peut-il être souillé ?

L'air peut être souillé ou vicié :

1° A l'*extérieur* ou au *dehors* ;

a) Par les *poussières* de charbon, de silex ;

b) Par les *matières* organiques *végétales* : débris de fibres végétales, grains de pollen, spores ;

2° *En dedans*, dans les *maisons* : par les éléments précédents :

a) Poussières dans les usines ;

b) Microbes (1) dans les chambres de malades ;

c) De plus par des *gaz nocifs* qui sont : l'*acide carbonique* produit par les individus dans les locaux ou l'aération se fait mal ; l'*oxyde de carbone*, et les *gaz divers* provenant de la combustion du charbon, du gaz d'éclairage...

La *fumée du tabac* dans les salles où un grand nombre de fumeurs est réuni, rend l'air irrespirable.

---

(1) *Microbes* : Etres vivants microscopiques qui existent dans le sol, dans l'air, dans l'eau, il en est qui pénètrent le corps des animaux Ils se multiplient d'une façon prodigieuse et secrètent des produits liquides appelés toxines qui déterminent les maladies.

Qu'entend-on par air pur ?

L'air est pur quand :

1° Il est riche en oxygène, c'est-à-dire quand il se rapproche de sa composition normale ;

2° Il ne renferme pas de poussières, ni microbes;

3° Il ne renferme pas de gaz étrangers.

Qu'appelle-t-on rythme respiratoire ?

C'est la succession régulière des mouvements respiratoires, revenant à intervalles égaux, et ayant leurs durées respectives normales. C'est ce qui a lieu quand la fonction respiratoire se produit à l'état de repos, ou de travail ou d'exercice modérés.

Dans ces conditions, on compte 16 à 18 mouvements respiratoires par minute. L'expiration est alors plus longue que l'inspiration.

Le rapport normal de durée de l'inspiration à l'expiration est de 5/8, c'est-à-dire que si l'on présente la durée de l'inspiration par le chiffre 5, celle de l'expiration sera représentée par 8.

Quelles sont les quantités d'air mises en jeu par la respiration pulmonaire ?

La quantité d'air introduite dans les poumons est variable suivant l'intensité du mouvement inspirateur.

On compte 500 centimètres cubes pour une inspiration moyenne, soit un demi-litre. En comptant 16 respirations par minute, on peut aisément calculer la consommation d'air.

En une minute : 16×0,500= 8 litres ;

En une heure : 8×60 = 480 litres ;

En vingt-quatre heures : 480×24= 11.520 litres.

Soit 11.000 litres.

Le chiffre 10.000 est aussi admis comme moyenne facile à retenir.

Si l'on compte 18 respirations par minute, on obtient un chiffre un peu plus élevé.

En une minute : 18×0,500= 9 litres ;

En une heure : 9×60= 540 litres ;

En vingt-quatre heures : 540×24= 12.960 litres.

Soit 12 à 13 mètres cubes.

Quelle est la quantité d'oxygène qui entre dans le sang, correspondant aux valeurs d'air introduites dans les poumons ?

A chaque respiration, il entre dans le sang 20 à 25 centimètres cubes d'oxygène ; en comptant 16 respirations par minute, on obtient en chiffres ronds :

En une minute : 25×16= 400 cm3 ;

En une heure : 400×60= 24.000 cm3 ;

En vingt-quatre heures : 24.000×24= 576.000 centimètres cubes.

Soit 576 litres.

En poids ces 576 litres d'oxygène représentent environ 800 grammes.

Quelles sont les respirations qui renouvellent le mieux l'air pulmonaire ?

Les inspirations profondes assurent plus efficacement, que les inspirations superficielles, le renouvellement de l'air dans la poitrine.

Deux inspirations superficielles de 250 centimètres cubes renouvellent l'air moins bien qu'une seule de 500 centimètres cubes.

Qu'est-ce qu'une respiration profonde ?

On appelle respiration profonde, celle qui se fait lorsqu'on prolonge l'inspiration ordinaire jusqu'à la dilatation maxima du thorax, sans qu'il soit possible d'aller plus loin.

Pendant cette inspiration prolongée, la poitrine se dilate progressivement de bas en haut, les côtes inférieures d'abord, puis les côtes supérieures se soulèvent et se portent en dehors, la poitrine se gonfle et se bombe, les vicères abdominaux sont refoulés de haut en bas, ce qui produit un soulévement des parois abdominales, auquel succède ensuite un léger retrait au creux épigastrique.

La quantité d'air introduite est la quantité maxima.

La respiration profonde comprend donc la respiration costale et la respiration abdominale. Cette dernière est encore appelée diaphragmatique parce qu'elle résulte de la mise en action du diaphragme, large muscle en forme de coupole, qui sépare la cavité thoracique de la cavité abdominale.

Quelle est la quantité d'air introduite par une inspiration complète ?

Une inspiration ordinaire introduit 0 litre 500 d'air dans les poumons, on l'appelle air *courant.*

Une inspiration prolongée, complète, fait entrer, en plus de l'air courant, une quantité de 1 litre 500 d'air, dit air *complémentaire.*

Qu'est-ce qu'une expiration forcée ?

C'est celle qu'on pratique lorsqu'on prolonge l'expiration ordinaire en comprimant et en resserrant la poitrine le plus possible. En même temps le ventre se creuse, les muscles des parois abdominales qui sont des muscles expirateurs se contractent et repoussent en dedans les viscères abdominaux et ceux-ci vont refouler les bases des poumons.

La quantité d'air qui est rejetée par une expiration forcée c'est-à-dire celle qui est rejetée après une expiration ordinaire est de 1 litre 500 en moyenne.

Sur quelle mesure se base-t-on pour apprécier le fonctionnement de l'appareil respiratoire ?

On mesure le périmètre thoracique avec un mètre flexible suivant une ligne circulaire passant à deux travers de doigt au-dessous des mamelons ou seins.

On mesure le périmètre *maximum* à la fin d'un mouvement d'inspiration profonde.

On mesure le périmètre *minimum* à la fin d'un mouvement d'expiration forcée.

La différence exprimée en centimètres entre ces deux mesures, indique la valeur du fonctionnement respiratoire. On l'appelle *élasticité thoracique.*

On peut considérer les chiffres suivants comme indiquant une valeur normale de l'élasticité thoracique.

A 15 ans de 3 à 5 centimètres ;
A 18 — 4 à 7 —
A 20 — 6 à 10 —
A 24 — 6 à 10 ou 12 centimètres.

C'est l'élasticité thoracique, et non le volume de la poitrine qui indique si la fonction respiratoire est bonne.

Comment mesure-t-on les quantités d'air mises en jeu dans la respiration ?

A l'aide d'appareils appelés *spiromètres*, qui consistent d'une façon générale en un gazomètre plongeant dans une cuve à eau, en rapport avec la bouche du sujet à l'aide d'un tube en caoutchouc. Un indicateur mobile et une échelle graduée et fixée permettent d'apprécier les mouvements du récipient à air.

On fait d'abord une inspiration profonde puis on souffle dans le tube en faisant une expiration forcée.

Les spiromètres les plus employés sont le spiromètre d'Hutchinson, et celui plus récent de Verdin.

Quelles sont les conditions indispensables pour le bon fonctionnement de l'appareil respiratoire ou de la respiration ?

Il y a trois conditions indispensables :

1° Avoir de l'air pur ;
2° Pouvoir bien respirer ;
3° Savoir bien respirer.

1° *Avoir de l'air pur* doit être notre préoccupation constante. On peut rester plusieurs jours sans manger, on ne peut rester plusieurs minutes sans respirer.

Il faut : rechercher l'air pur, et lutter contre l'air vicié. Il faut donc s'occuper de la qualité de l'air qu'on respire, comme de la qualité des aliments qu'on ingère.

Rechercher l'air pur, c'est rechercher les endroits, les lieux où l'air est d'une grande pureté et exempt de poussières. Donc, rechercher les promenades au grand air, à la campagne, les sports en plein air, le camping.

C'est aérer le plus possible les maisons, renouveler l'air fréquemment, ouvrir largement les fenêtres pour laisser pénétrer l'air et le soleil. Cette recommandation est indispensable dans les salles où se trouvent réunies un grand nombre de personnes : salles de cours, de théâtre, de classe.

C'est pratiquer les exercices de l'éducation physique, au dehors quand on le peut, devant la fenêtre ouverte quand on les fait dans une salle ou chambre.

C'est dormir la fenêtre ouverte ou entrebaillée, de façon à ce que l'air respiré pendant le sommeil soit riche en oxygène ;

2° *Pouvoir bien respirer* :

C'est avoir la facilité de faire pénétrer l'air dans les poumons, ce qui signifie, qu'il ne doit y avoir aucun obstacle au passage de l'air dans les fosses nasales, le pharynx, le larynx, la trachée.

L'obstacle le plus fréquent est constitué par les végétations adénoïdes qui se trouvent en arrière des fosses nasales, sur la paroi du pharynx. Il faut s'en débarrasser. Le sujet porteur de végétations se reconnaît aux signes suivants :

Le nez est bouché, il respire par la bouche, il a donc toujours la bouche entr'ouverte ;

Il ronfle la nuit ;

Il a fréquemment du coryza, des angines ;

Il a une figure caractéristique : la partie moyenne de la face, c'est-à-dire la région du nez ne se développe pas, le nez se trouve comme resserré ;

3° *Savoir bien respirer* :

C'est d'abord respirer par le nez ;

C'est faire des inspirations lentes et profondes ;

C'est rester maître de sa respiration, et savoir la conduire pendant les exercices ou les sports qui provoquent l'essoufflement (1).

Comment apprendre à bien respirer ?

En accomplissant chaque jour, matin et soir une série d'exercices ou de mouvements respiratoires.

Voici quatre mouvements qui peuvent être pris comme types.

1° Les bras étant placés le long du corps, les élever en avant horizontalement, puis verticalement, puis les porter en arrière et en bas

---

(1) *Essoufflement :* Est la conséquence d'une consommation considérable d'oxygène et d'un dégagement intense d'acide carbonique. Les rapports entre la durée de l'inspiration et de l'expiration changent. L'inspiration devient plus prolongée, l'expiration se raccourcit. L'inspiration reste libre, forte, profonde, l'expiration devient brève, insuffisante.

pendant l'inspiration. Les ramener à leur position de départ pendant l'expiration qu'on prolongera en même temps qu'on fera une flexion du tronc ;

2° Le tronc fléchi, les mains se touchant près du sol, faire une inspiration pendant le relèvement jusqu'à la position des bras en croix ; l'expiration se fait en revenant à la position de départ ;

3° Appuyer les mains sur le rebord d'une table, sur la barre d'appui d'une fenêtre, de manière à immobiliser les membres supérieurs et le cou et faire dans cette position de profondes inspirations ;

4° Les bras étant placés le long du corps, les épaules ramenées en avant : porter les épaules le plus possible en arrière, en pratiquant une inspiration que l'on prolongera tant que l'on pourra.

Ramener les épaules en avant en chassant l'air de la poitrine et terminer par un mouvement de flexion du tronc sur le bassin pendant qu'on prolonge l'expiration.

Comment faut-il pratiquer ces exercices ?

1° En plein air, où si l'on est dans une salle ou une chambre, la fenêtre ouverte.

Ne pas manquer de les faire quand on se trouve à la campagne, au bord de la mer, en montagne. Ne pas manquer d'ouvrir la fenêtre quand on est chez soi.

2° La respiration pendant ces exercices doit être exclusivement nasale ;

3° Il faut les répéter en série : cinq ou dix fois chaque mouvement, mais en intercalant chacun de ces quatre exercices respiratoires dans le cours de la séance d'éducation physique.

Quelle est l'influence de l'exercice, du travail musculaire sur la respiration ?

L'exercice, le travail musculaire sont les seuls moyens efficaces que nous avons pour activer la respiration.

L'influence de l'exercice musculaire se fait sentir d'abord sur la respiration interne.

En effet par suite des contractions musculaires, la circulation est plus active, les muscles qui travaillent consomment davantage d'oxygène, produisent plus d'acide carbonique. Le besoin d'oxygène est décuplé par le fonctionnement des muscles. Il y a donc un véritable besoin d'oxygène, une soif d'air dans tout l'organisme.

Comme conséquence la respiration externe ou pulmonaire s'accélère et s'amplifie.

L'exercice musculaire seul peut développer la fonction de respiration.

Comment savoir si l'on fait bien ses exercices respiratoires et si l'on est en progrès ?

On reconnaît qu'on développe bien ses poumons, aux signes suivants :

1° L'augmentation de l'élasticité thoracique qui sera donnée par les mesures du thorax, après une inspiration profonde et après une expiration forcée (v. page 54).

2° L'augmentation du volume d'air inspiré mesuré avec le spiromètre de Verdin, par exemple ;

3° Par le meilleur fonctionnement des poumons pendant l'exercice, signe que l'on pourra aisément constater soi-même, (voir essoufflement, page 57) car on s'essoufflera de moins en moins.

Comment ou à quels signes peut-on constater la meilleur fonctionnement des poumons ?

A l'état de repos, la respiration pulmonaire est plus ample, plus profonde, moins fréquente.

Mais c'est surtout pendant l'exercice musculaire qu'on observe un changement important.

Avant l'entraînement par l'éducation physique de la respiration, il y avait pour un travail musculaire donné, tendance à l'accélération de la respiration et à l'essoufflement.

Après un entraînement bien conduit, on observe:

1° Le ralentissement du rythme respiratoire ;

2° La stabilité de ce rythme pendant le même travail musculaire donné.

Quand l'entraînement est complet, ces progrès s'observent pendant tous les exercices.

Que se passe-t-il au contraire quand on néglige l'Education Physique de la Respiration ?

En général, la fonction respiratoire est délaissée. Tout le monde respire et il y a peu de personnes qui se demandent comment elles respirent et si elles respirent bien. Il en résulte que souvent on respire mal, la respiration est incomplète, superficielle, réduite à son minimum. Des zones entières des poumons (les sommets, le plus souvent) sont immobilisées. Aussi, la tuberculose trouve-t-elle là, un terrain favorable à son développement. Les premières localisations de la tuberculose pulmonaire se font aux sommets des poumons.

Il est donc essentiel que l'attention de chacun soit attirée sur la respiration. Il faut apprendre à bien respirer et pour cela, il faut s'y exercer chaque jour, en pratiquant l'Education Physique de la Respiration.

Alors, les poumons fonctionnant totalement, seront largement aérés dans toutes leurs parties. Il n'y aura plus de points morts.

Et c'est là un moyen des plus efficaces de lutter contre la tuberculose et en même temps contre toutes les maladies qui atteignent si souvent l'appareil respiratoire.

LA CIRCULATION DU SANG

Qu'est-ce que le sang ?

Le sang est un liquide opaque, de coloration rouge, de consistance visqueuse. Il se compose d'une partie liquide appelée *plasma* qui tient en suspension des petits disques ou corpuscules de de sept millièmes de millimètres de diamètre que l'on appelle *globules rouges*, et d'autres globules un peu plus volumineux, mais moins nombreux, que l'on appelle : *leucocytes* ou globules blancs.

Quelles sont ses fonctions ?

Le sang est un liquide de composition variable d'un moment à l'autre. Il constitue un véritable milieu intérieur. Dans ce milieu vivent tous les éléments des tissus du corps ou cellules qui y trouvent les matériaux nécessaires à leur édification, à leur croissance, à leur fonctionnement et à leur entretien.

Le sang capte en effet l'oxygène de l'air dans les poumons, cet oxygène se fixe sur les globules rouges.

Le sang reçoit les matières nutritives absorbées au niveau de l'intestin, ces matières se trouvent dans le plasma. Oxygène et matières nutritives sont portées à toutes les cellules du corps par le sang rouge qui circule dans les artères et qui est dit sang *artériel.*

Le sang ramène aussi le gaz carbonique et les produits de déchets qui résultent de l'activité vitale des cellules ; entre autres : l'urée, produit de l'usure des matières albuminoïdes. Ce sang vicié c'est le sang rouge noir, qui revient par les veines, on l'appelle sang *veineux.*

Comment le sang chargé d'acide carbonique se dépure-t-il ?

Il se débarrasse de l'acide carbonique et se charge d'oxygène dans les poumons par la respiration qui est intimement liée à la circulation du sang.

L'urée, les produits toxiques, les sels résiduels des fonctions vitales sont éliminés par les reins.

L'importance de la dépuration urinaire est considérable. Les reins lésés, même légèrement, peuvent amener des troubles redoutables et qui vont en s'aggravant. Il y a donc un intérêt primordial de savoir si les reins fonctionnent bien. D'où la nécessité de faire des analyses d'urine, même en bonne santé, tous les six mois. tous les ans et toutes les fois qu'il y a doute.

La fonction rénale, comme la respiration, est sous la dépendance de la circulation.

Comment se fait la circulation du sang ?

Le sang étant constamment en mouvement, il

faut un moteur central capable de lui donner une impulsion. Ce moteur c'est le *cœur*.

Le cœur est un muscle creux qui reçoit le sang dans son intérieur, et qui, en se contractant le lance :

D'une part dans les poumons, où le sang veineux se débarrasse de son acide carbonique et se charge d'oxygène ;

D'autre part, dans un gros vaisseau, l'*aorte* qui, par ses branches ou artères, l'envoie à tous les points de l'organisme.

Quel est le rythme du cœur ?

Le cœur se contracte d'une façon régulière. A chaque contraction correspond un battement perceptible au niveau de la pointe du cœur dans le cinquième espace intercostal gauche, à deux centimètres au-dessous et en dedans du sein gauche, et un battement des artères qui sont soulevées légèrement et distendues par le choc de l'ondée sanguine.

On peut compter ces battements des artères au niveau du poignet où le doigt trouve facilement l'artère radiale sur le bord inférieur de l'avant-bras qui est du côté du pouce. A l'état normal et pendant le repos, ou un exercice modéré, on compte en moyenne 70 pulsations par minute.

Comment peut-on sentir le pouls radial ?

Avec la pulpe de l'index et du médius réunis, auxquels on peut joindre l'annulaire, palper doucement la face antérieure (1) de l'extrémité inférieure de l'avant-bras, en commençant par le bord externe ou radial qui est du côté du pouce.

Environ à un centimètre de ce bord externe, sur la face antérieure de l'avant-bras, tout près de l'articulation du poignet, les pulpes réunies continuant de palper doucement, sentent les soulèvements rythmiques de l'artère radiale.

On compte ces soulèvements pendant une minute, ou pendant un demi ou un quart de minute, dans ces deux derniers cas, il suffit de multiplier par deux ou par quatre le chiffre obtenu, pour connaître le nombre de pulsations par minute.

Le nombre de battements du cœur est-il variable ?

Il varie constamment suivant les conditions physiologiques et suivant le travail mécanique effectué.

a) Le cœur bat à 70 au repos, pendant le sommeil, pendant un travail manuel modéré, pendant la marche à allure lente ;

b) Le cœur bat à plus de 70, après les repas, au moment d'une émotion, pendant un travail manuel qui exige de la force et du mouvement, pendant une marche à allure un peu vive, pendant l'ascension des étages, des côtes, à plus forte raison pendant une course, un sport violent comme le foot-ball, la boxe.

Plus l'effort est violent et prolongé, plus le nombre des battements du cœur est accru.

---

(1) La face antérieure de l'avant-bras c'est la face qui se trouve en avant quand la paume de la main elle-même regarde en avant.

Ainsi nous pouvons observer :

Avec un travail musculaire modéré, 90 pulsations par minute ;

Avec un travail plus intense ou une course, 100, 120, 150, 170 battements par minute.

Dans quelles limites l'augmentation des pulsations est-elle permise ?

Distinguons le cas où l'augmentation se manifeste d'une façon passagère et atteint son maximum, lorsque l'effet produit cesse brusquement, comme par exemple, une course de 100 mètres de vitesse ; et le cas, où l'effort étant prolongé, le cœur doit continuer à battre vite un certain temps, comme par exemple dans une course de fond.

Dans le premier cas il est prudent de ne pas dépasser 150 à 170 pulsations, dans le deuxième cas il est sage de ne pas dépasser 100 à 120 pulsations par minute.

Avec 180, 200, 210 battements des accidents graves peuvent survenir : syncope, défaillance cardiaque, cœur forcé.

Le nombre des pulsations peut donc être un moyen d'examen des élèves pour reconnaître leur aptitude physique à tel ou tel genre d'exercice ou de sport.

Qu'est-ce que la pression sanguine ?

Le sang circulant dans les vaisseaux sanguins : artères et veines, est soumis à l'action d'une force ou pression. Cette pression appelée pression constante se trouve augmentée à chaque battement du cœur.

En effet chaque contraction cardiaque lance dans l'aorte une ondée sanguine qui a été estimée en moyenne à 60 centimètres cubes. Cette petite masse de sang, envoyée par le muscle cardiaque avec force, détermine donc une augmentation de la pression dans les artères.

La mesure de cette pression ainsi augmentée donne le chiffre de la pression artérielle, dite encore *maxima.*

On mesure également la pression constante, elle est appelée pression *minima* ou pression veineuse.

La différence entre le maxima et le minima mesure donc le travail ou la puissance du cœur à chaque contraction. On l'appelle pression *différentielle.*

Comment mesurer la pression sanguine ?

On la mesure avec différents appareils. Le plus employé est l'oscillomètre de Pachon qui donne les chiffres correspondants aux pressions maxima et minima. La différentielle s'obtient par une simple soustraction.

On peut donner comme normaux les chiffres moyens suivants :

Maxima ; 15 ou 16.

Minima : 8 ou 9.

Différentielle : de 6 à 8.

La pression sanguine est-elle variable ?

Oui, les chiffres indiqués ci-dessus, qui correspondent à l'état normal de repos, ou de travail modéré, sont susceptibles de varier suivant les conditions physiologiques et le travail mécanique effectué, de même que le nombre des pulsations cardiaques.

La pression se maintient à 15 - 9 pendant le repos, un travail modéré, une marche à allure normale. Elle augmente après le repas et avec l'effort.

Quels sont les rapports de la pression et du nombre des pulsations pendant l'effort ou travail musculaire ?

En général il y a une augmentation parallèle de la pression et du nombre des pulsations. Il en est ainsi, tout au moins tant que l'effort musculaire reste proportionné à la puissance cardiaque du sujet. Ainsi un travail musculaire modéré donnera :

90 pulsations au lieu de 70 :
Pression maxima de 20 au lieu de 15.
Pression minima de 12 au lieu de 9.
Pression différentielle de 8.

Un travail plus intense :
100 pulsations.
Pression maxima de 23.
Pression minima de 13.
Pression différentielle de 10.

Un travail plus intensifié encore pourra donner les chiffres suivants :

120 pulsations.

Pression maxima 30.

Pression minima 15.

Pression différentielle 15.

Dans tous ces cas le cœur reste à la hauteur de sa tâche, puisque la pression différentielle qui mesure sa puissance de travail est indiquée par les différences 8, 10, 15. Au contraire, comme nous allons le voir, le cœur défaille quand la pression différentielle diminue et d'autant plus que les pressions maxima et minima ont tendance à se rapprocher.

Que se produit-il quand le cœur faiblit ?

Si le travail effectué, course de fond, par exemple, dépasse la force de l'individu, le pouls monte à 180 et 200. Cette accélération exagérée des battements du cœur a une signification grave. Elle signifie que le cœur lutte et cherche à compenser par le nombre, la valeur de contractions devenues insuffisantes. Le muscle cardiaque s'épuise. La pression maxima tombe de 30 à 25. Au contraire la pression minima s'élève, parce que le sang reste engorgé dans les veines et circule mal ; elle atteint 20. La pression différentielle subit une chute : de 8, 10, 15, elle descend à 5.

L'accélération exagérée des battements du cœur, la diminution brusque de la pression différentielle, caractérisent donc la défaillance du muscle cardiaque.

Ces phénomènes se traduisent par une oppression intense, des douleurs dans la région du cœur et sous les dernières côtes, par du refroidissement des extrémités, des étourdissements, des vertiges... la face est pâle, les traits sont angoissés dans les cas graves et la syncope survient.

Quelle est la valeur des renseignements fournis par le temps que met le cœur pour revenir à son état normal après un exercice ?

Cette valeur a une importance pronostique de premier ordre. Un cœur qui bat à 120 ou 140 après un exercice musculaire intense doit, lorsque cet exercice cesse, revenir au chiffre de 70 - 75 en deux à trois minutes.

Si le chiffre de pulsations reste élevé au-delà de ce temps, c'est que le cœur s'est fatigué ; l'exercice doit être diminué ou abandonné, le cœur n'étant pas suffisant.

Quel est l'effet de l'exercice sur la circulation ?

L'exercice amène une accélération du mouvement du sang qui se produit d'abord dans la région qui travaille et qui se propage ensuite dans tout l'appareil circulatoire, si le travail ou l'exercice sont prolongés ou plus intenses. Le cœur se contracte alors plus énergiquement qu'à l'état de repos, et que pendant un exercice modéré.

Donc l'exercice normalement conduit, le travail musculaire, facilitent la circulation, entraînent le cœur.

Au contraire, par le repos prolongé, le cœur perd tout entraînement et devient incapable de fournir un effort, la moindre petite course, la plus petite montée, essoufflent ; d'où la nécessité de pratiquer les exercices qui activent la circulation et maintiennent le cœur en pleine forme.

Quels sont les exercices utiles pour activer la circulation et augmenter la puissance contractile du cœur ?

1° La pratique quotidienne de tous les mouvements d'éducation physique.

2° Des exercices de plein air bien compris, c'est-à-dire faits avec méthode et progression. La marche à allure vive et la course, sont les exercices essentiels.

LE SYSTÈME MUSCULAIRE

Qu'appelle-t-on muscles ?

Les muscles sont les agents des mouvements. Ce sont des masses charnues plus ou moins volumineuses formées de fibres à direction sensiblement la même pour chaque muscle en particulier.

Les muscles se terminent à leurs deux extrémités par des tendons qui s'attachent sur les os.

Les muscles ont la propriété de se contracter, c'est-à-dire de se raccourcir en rapprochant leurs deux extrémités : les os sur lesquels ils s'insèrent

Les os sont des organes passifs mis en mouvement par les muscles, organes actifs.

Quelle est l'importance du système musculaire dans le corps humain ?

L'ensemble des divers muscles forme comme une véritable enveloppe au squelette qu'ils sont chargés de mouvoir.

Le système musculaire prend donc une place importante dans l'économie humaine.

1° Comme fonctions, puisque sans lui aucun mouvement n'est possible ;

2° Comme masse, puisqu'en poids, ce système musculaire représente les 47 0/0 du poids total du corps.

Quelle est l'influence du développement musculaire sur la forme extérieure du corps. ?

L'harmonieux développement des muscles, c'est-à-dire le développement normal de tous les muscles, sans prédominance d'un groupe musculaire, procure la beauté de la forme du corps.

Non seulement parce qu'ils dessinent leurs saillies sous une peau saine, non encombrée de tissu graisseux ; mais encore parce qu'ils assurent une stature droite et élégante.

La beauté de la forme est liée au fonctionnement le meilleur de l'organisme, et par conséquent à l'état de santé parfaite.

Pouvons-nous, par notre volonté, obtenir une meilleure forme de notre corps et, par suite, un meilleur état de notre santé ?

Oui, nous pouvons modifier notre corps par notre volonté. Ainsi, nous serons bien ou mal bâtis, bien portants ou malingres, selon que nous suivrons ou non, les règles de l'hygiène et de l'éducation physique individuelles.

Nous sommes donc maîtres de notre avenir. N'oublions pas que fort, on est heureux et qu'on réussit dans la vie ; que faible, on traîne une existence médiocre et pénible.

Comment développer le système musculaire ?

Par la pratique des exercices de l'éducation physique, qui comporte une série de mouvements choisis pour faire fonctionner les muscles.

Elle est capitale. Sans la contraction produite par les mouvements du travail ou de l'exercice, il n'y a pas de muscles. Lorsqu'un membre fracturé est immobilisé dans un appareil pendant quelques semaines, tous ses muscles s'atrophient et il faut de longues séances de massage pour les remettre en état de fonctionner.

C'est donc le travail, l'exercice musculaires qui développent les muscles.

Les exercices de l'éducation physique sont choisis de telle façon qu'ils font exécuter au corps tous les mouvements nécessaires pour faire travailler tous les muscles.

L'exercice musculaire n'a-t-il pas d'autres avantages ?

Il en a d'autres et qui sont très importants.

1° Il active la circulation et le cœur (v. page 69).

2° Il favorise la respiration interne et la respiration pulmonaire (v. page 59).

3° Il augmente les combustions vitales, et par suite accélère les échanges vitaux, c'est-à-dire que d'une part il augmente le mouvement d'assimilation par lequel le corps peut acquérir des tissus nouveaux ; tandis que d'autre part, il amène un mouvement de désassimilation en brûlant les matières qui risquent d'encombrer le corps, comme les aliments pris en trop grande quantité et qui s'accumulent sous forme de graisse. C'est donc une erreur de croire que les personnes chez lesquelles le tissu graisseux est abondant, sont toujours en bonne santé.

Sous quelle influence les muscles se contractent-t-ils ?

Les muscles ne se contractent pas d'eux-mêmes d'une façon générale. Ils reçoivent une impulsion motrice d'un nerf : leur nerf moteur, spécial pour chaque muscle, qui, lui-même, n'est que le conducteur d'une incitation motrice, ou ordre moteur venu des centres nerveux, c'est-à-dire du cerveau et de la moelle épinière.

Y a-t-il des rapports intimes entre le muscle et son nerf moteur, et les centres nerveux ?

Oui, ces rapports sont intimes à tel point qu'on peut considérer le muscle, son nerf moteur et le centre nerveux d'où émane ce nerf, comme un ensemble formant une unité fonctionnelle : neuro-musculaire.

Il y a réciprocité d'action du centre nerveux sur son muscle et du muscle sur son centre nerveux.

Peut-on tirer de ces rapports une déduction pratique ?

Oui, l'action du muscle sur son centre nerveux est telle qu'elle nous permettra en développant le système musculaire d'influencer efficacement le système nerveux.

Comment cela peut-il se faire ?

Par différents moyens :

1° Les muscles étant bien exercés, bien entraînés constituent autant de serviteurs rapides, forts et précis pour le système nerveux. Il donne un ordre, il est obéi sur-le-champ, il n'a pas à s'occuper de l'exécution de son ordre ;

2° L'exercice musculaire crée des voies, trace des chemins dans le système nerveux et dans les nerfs ; les incitations motrices les plus difficiles à exécuter ayant ainsi leurs voies tracées d'avance, circulent plus aisément ;

3° De même que le centre nerveux en faisant fonctionner le muscle développe le tissu musculaire ; de même, par une sorte de réciprocité, le muscle en travaillant, active son centre nerveux, le développe, l'épure en le débarrassant des déchets de fonctionnement qui l'encombrent.

Le développement du système musculaire a donc pour résultat un meilleur entraînement des centres nerveux.

Que résulte-t-il de cet entraînement du système nerveux ?

Il en résulte la pleine possession de soi-même

et le bon équilibre du physique et du moral. Qualités précieuses, d'un prix inestimable ; car non seulement elles conditionnent l'état parfait de santé, mais de plus, elles contribuent à former des hommes de valeur : courageux et énergiques.

Comment peut-on diviser les muscles du corps ?

On les divise suivant les régions en :

Muscles du membre supérieur ;

Muscles du membre inférieur ;

Muscles de la tête et du cou ;

Muscles du tronc et du thorax, abdomen, région du dos.

Quels sont les muscles principaux du membre supérieur ? (1)

1° A *l'épaule* : le *deltoïde*, puissant muscle qui entoure l'articulation de l'épaule et qui forme la saillie la plus externe de la silhouette du corps vu de face.

Il élève le bras et le porte en dehors ;

2° *Au bras* : en avant, quand la paume de la main regarde en avant : les *fléchisseurs* de l'avant-bras sur le bras ; le *biceps* sous la peau, et plus profondément le *coraco-brachial* sur l'os.

En arrière, le puissant muscle *triceps*, muscle de l'extension de l'avant-bras sur le bras ;

(1) Pour cette question et celles qui suivent jusqu'à la fin du chapitre consulter les planches hors texte 1 et 2, pages 64 et 80.

3° *A l'avant-bras :*

En avant les *fléchisseurs* de la main et des doigts ; en arrière les *extenseurs.*

4° *A la main :*

Les muscles du pouce qui forment la masse charnue qui se trouve sur le côté externe de le paume, au-dessous du poignet. Ces muscles portent le pouce en dedans, vers le milieu de la paume, et en dehors.

Les muscles du petit doigt dont la masse charnue, moins importante, se trouve sur le côté externe de la paume.

Quels sont les mouvements de l'éducation physique pour le développement des muscles du membre supérieur ?

Il y a quatre mouvements essentiels.

Premier mouvement.

Position de départ : station droite, les épaules légèrement rejetées en arrière, la tête droite, le menton légèrement abaissé en avant. Les membres supérieurs sont le long du corps, les paumes contre les cuisses (v. fig. 1, page 118).

Porter les membres supérieurs horizontalement en avant, les paumes en se regardant (v. fig. 3).

Elever les membres supérieurs verticalement en haut, les paumes se regardant, — les membres supérieurs restent parallèles (v. fig. 3).

Abaisser les membres supérieurs en avant jusqu'à l'horizontale.

Porter les membres supérieurs en dehors, de manière à les mettre en croix, en faisant ce temps, exécuter une rotation qui met la paume en haut. Il faut dépasser le plan du corps et porter légèrement les membres supérieurs en arrière.

Ramener les membres supérieurs horizontalement en avant, puis à leur position de départ en dépassant cette fois le plan du corps, et en les portant en arrière, mais toujours parallèles.

Deuxième mouvement.

Faire décrire aux membres supérieurs un mouvement de circumduction ou de moulinet autour de l'épaule (v. fig. 3, page 120).

Troisième mouvement.

Le torse légèrement infléchi en avant sur le bassin, exécuter des flexions de l'avant-bras sur le bras qui amènent le poing qui se ferme en contact avec la face antérieure de l'épaule, puis extension énergique en abaissant l'avant-bras et en ouvrant le poing.

Quatrième mouvement.

Position de départ : S'allonger à terre, sur le ventre.

Placer les paumes des mains, à plat sur le sol au niveau des épaules. S'éloigner du sol en allongeant doucement les membres supérieurs ; le corps bien tendu est alors soutenu par les mains et l'extrêmité des orteils. Revenir lentement à la position de départ.

Quels sont les muscles principaux du membre inférieur ?

1° *Autour du bassin* et de l'articulation de la *hanche*, on rencontre :

LÉGENDE :

COTÉ DROIT

1. m. Sterno-cleïdo-mastoïdien.
2. m. Omo-hyoïdien.
3. m. Sterno-hyoïdien.
4. m. Trapèze.
5. m. Deltoïde.
6. m. G^d Pectoral.
7. m. G^d Dorsal.
8. m. Triceps brachial.
9. m. Brachial antérieur.
10. m. Biceps.
11. m. G^d Dentelé.
12. m. G^d Oblique.
13. m. G^d Droit antérieur.
14. m. Long supinateur.
15. m. Rond pronateur.
16. m. 1er Radial.
17. m. G^d Palmaire.
18. m. P^t Palmaire.
19. m. Cubital antérieur.
20. m. 2e Radial.
21. m. Fléchisseurs des doigts.
22. m. 1er Extenseur du pouce
23. m. de l'éminence thénar.
24. m. Palmaire cutané.
25. m. de l'éminence hypothénar.
26. Aponévrose palmaire.
27. Lig^t annulaire du carpe.
28. m. Moyen fessier.
29. m. Psoas iliaque.
30. m. Pectiné.
31. m. Tenseur fascia lata.
32. m. Adducteurs de la cuisse.
33. m. Couturier.
34. m. Droit interne.
35. 1. m. droit antérieur. } m. quadriceps fémoral
36. 2. m. vaste externe.
37. 3. m. vaste interne.
    4. m. Crural.
38. m. Bandelette arciforme de l'aponévrose fémorale.
39. Fascia lata.
40. Rotule.
41. m. Biceps crural.
42. Peloton adipeux.
43. Lig^t rotulien.
44. Patte d'oie (tendons).
45. m. Jambien antérieur.
46. m. Jumeau interne.
47. Face interne du tibia.
48. m. Long péronien latéral.
49. m. Soléaire.
50. m. Extenseurs des orteils.
51. m. Lig^t annulaire du tarse.
52. m. malléole interne.
53. Malléole externe.
54. m. Pédieux.

COTÉ GAUCHE

1. Colonne cervicale.
2. Clavicule.
3. Acromion.
4. Apophyse coracoïde.
5. m. Petit pectoral.
6. Sternum.
7. Coraco brachial.
8. Cartilages costaux.
9. Côtes.
10. Appendice xyphoïde.
11. Humérus.
12. Colonne dorsale.
13. Colonne lombaire.
14. Radius.
15. Cubitus.
16. Epine iliaque antéro sup.
17. Sacrum,
18. Os iliaque.
19. Coccyx.
20. Carpe.
21. Métacarpiens.
22. Phalange.
23. Phalangine.
24. Phalangette.
25. Fémur.
26. Rotule.
27. Tibia.
28. Péroné.
29. Tarse.
30. Métatarse.
31. Phalange.
32. Phalangine.
33. Phalangette

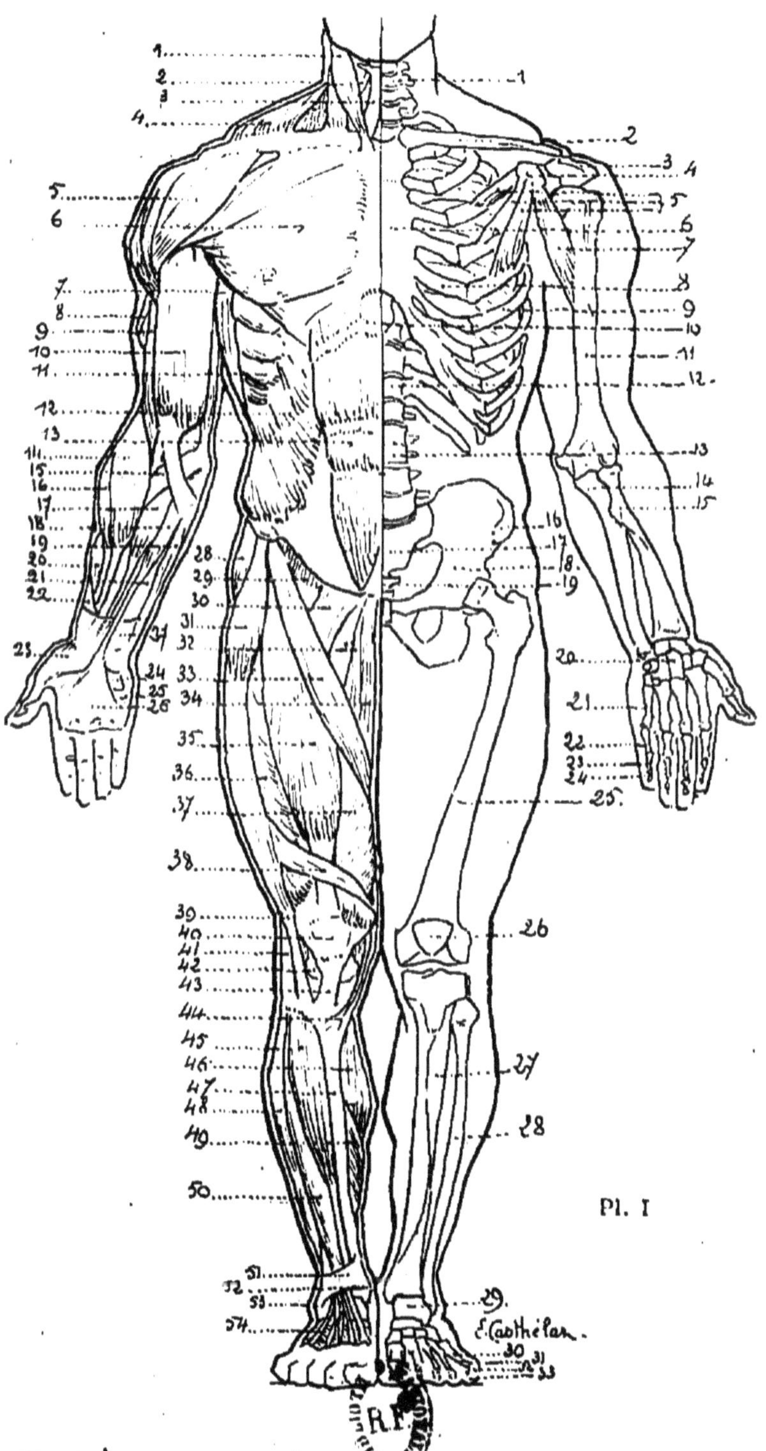

Pl. I

SYSTÈME MUSCULAIRE ET SQUELETTE

En arrière, les muscles *grand, moyen* et *petit fessiers* qui forment la saillie de la fesse. Ils contribuent à maintenir la station droite et portent la cuisse en dehors, par un mouvement de rotation.

2° *A la cuisse.*

En avant le puissant muscle *quadriceps* qui étend la jambe sur la cuisse.

En arrière les muscles qui fléchissent la jambe sur la cuisse ;

3° *A la jambe.*

En avant les *fléchisseurs* du pied et les *extenseurs* des orteils.

En arrière, les *fléchisseurs* des orteils et les *extenseurs* du pied.

Quels sont les mouvements propres à développer les muscles du membre inférieur ?

Ces mouvements se pratiquent :

Les uns en station droite ;

Les autres en position allongée.

Voici les principaux :

1° *Mouvements faits en station droite.*

a) Elévation du membre inférieur jusqu'à l'horizontale, la pointe du pied étendue ; puis revenir au point de départ.

Ou encore, élévation de la cuisse la jambe fléchie, puis la cuisse étant horizontale, allonger la jambe, fléchir de nouveau la jambe et revenir au point de départ (v. fig. 4, page 121).

b) Elever latéralement le membre inférieur jusqu'à l'horizontale, en déplaçant le moins possible le corps (v. fig. 5, page 122).

c) Mouvement de circumduction ou de moulinet autour de la hanche.

d) Flexion des genoux et des hanches qui amène le bassin à terre, position dite accroupie (v. fig. 6, page 123).

2° *Mouvements faits allongé à terre.*

a) Elévation alternative puis simultanée des membres inférieurs allongés, jusqu'à la verticale (v. fig. 15, page 131).

b) Flexion de la cuisse sur le bassin, flexion de la jambe sur la cuisse, ces flexions étant portées au maximum.

c) Elévation des membres inférieurs en les écartant au maximum et en les tenant allongés (v. fig. 15).

d) Elévation des membres inférieurs écartés comme précédemment (*c*) et faire décrire à chaque pied un grand cercle, alternativement puis ensemble.

Quels sont les muscles de l'abdomen ?

Muscles plats, larges, ils sont superposés et forment la paroi abdominale. Ce sont :

En avant de chaque côté de la ligne médiane, le *grand droit antérieur.*

Latéralement, le *grand oblique* qui est le plus superficiel; au-dessous de lui, le *petit oblique*, puis, le *transverse*, qui est le plus profond.

Par quels mouvements développe-t-on ces muscles ?

Par les mouvements en station droite et en position allongée que nous avons décrit avec le système digestif (v. pages 42 à 44).

Quels sont les muscles du thorax ?

Il y a d'abord les muscles *intercostaux* qui comblent les espaces vides situés entre les côtes et transforment le gril costal en une paroi pleine.

Il y a deux muscles par espace, l'un interne, l'autre externe. Ce sont des muscles respiratoires.

L'externe est inspirateur ;

L'interne est expirateur.

Autour du thorax se trouvent des muscles qui :

Les uns se rendent du thorax aux membres supérieurs.

Ce sont, en avant :

Les *pectoraux* grand et petit.

En arrière :

Le grand *dorsal* qui porte le bras en bas et en arrière quand celui-ci a été élevé et écarté du tronc.

Les autres vont : de l'*omoplate aux bras*, ce sont les muscles qui entourent l'omoplate et qui concourent, avec le deltoïde, au maintien de l'épaule. Ils impriment aux bras des mouvements de rotation en dedans et en dehors.

Ou de l'*omoplate aux côtes*, comme le *grand dentelé* dont on sent les saillies sur les parties latérales du thorax, sur les côtes qu'il soulève en se contractant, étant ainsi un inspirateur énergique.

Quels sont les exercices qui développent les muscles du thorax ?

1° Les exercices respiratoires (v. pages 57-58).

2° Les mouvements du membre supérieur, principalement, les mouvements d'élévation et de circumduction, les mouvements premier et deuxième (v. pages 79-80).

Quels sont les muscles principaux du dos ?

Superficiellement, à la partie supérieure, se trouve le *trapèze*, muscle large, plat, qui existe de chaque côté de la ligne médiane. Les deux muscles réunis forment ainsi une sorte de capuchon qui recouvre la nuque, et dont la pointe descend jusqu'à la partie inférieure du dos. La partie supérieure du trapèze remonte jusqu'à la tête. En dehors, il va à l'épaule qu'il contribue à maintenir ; et en se contractant il la porte en arrière étalant la poitrine.

Profondément, il y a deux colonnes musculaires situées de chaque côté de l'épine dorsale et qui sont formées de muscles qui maintiennent la colonne vertébrale dans la rectitude et lui permettent ses différents mouvements.

Quels sont les exercices qui développent les muscles du dos ?

1° Pour le trapèze, ce sont les mouvements du membre supérieur (v. pages 79-80).

2° Pour les muscles profonds, ce sont les mouvements qui mobilisent le tronc sur le bassin.

a) *Mouvement de flexion* (v. fig. 8, page 124).

Etant en station droite les membres inférieurs légèrement écartés, les bras pendant le long du corps, fléchir le tronc à angle droit, et venir toucher la pointe du pied, avec l'extrémité de doigts.

b) *Mouvement d'extension* (v. fig. 13, page 129).

Porter le tronc en arrière le plus possible.

c) *Mouvements de latéralité.*

Les bras pendants, incliner le tronc successivement de chaque côté, de façon que les doigts viennent toucher la face externe du genou.

d) *Mouvement de circumduction et de rotation du tronc sur le bassin* (v. fig. 12, 13, 14).

Station droite, les pieds légèrement écartés, les mains aux hanches, accomplir la suite des positions suivantes :

Flexion en avant ; inclinaison latérale à droite ; extension en arrière ; inclinaison latérale à gauche ; flexion en avant ; revenir à la station droite ; effectuer les mêmes mouvements en commençant par la gauche.

Quels sont les principaux muscles du cou ?

Superficiellement, le muscle *sterno-cléido-mastoïdien,* dont on voit la saillie sur les parties latérales du cou, et qui, comme son nom l'indique, s'étend du sternum et de la clavicule à l'apophyse mastoïde, pointe osseuse que l'on sent derrière l'oreille.

Il a pour action :

1° D'imprimer des mouvements de flexion et d'inclinaison latérales de la tête ;

2° De soulever le sternum et ainsi d'être inspirateur.

Profondément, des muscles situés en avant et en arrière le long de la colonne vertébrale, qui maintennent la tête droite, et lui impriment ses mouvements de flexion, d'extension, de latéralité.

Comment développer ces muscles ?

Par des mouvements de flexion de la tête en avant, extension en arrière, latéralité à droite et à gauche, circumduction (v. page 118).

A-t-on un moyen d'apprécier si le système musculaire a son développement normal et de juger la valeur corporelle ?

Oui, par le calcul du coefficient de robusticité ou indice de Pignet qui se base sur le rapport des trois mesures suivantes : le poids en kilogrammes, le périmètre thoracique et la taille en centimètres.

Or, le poids dépend de plusieurs facteurs dont le principal est le système musculaire.

Ainsi le poids moyen d'un adulte de 70 kgs sera constitué de la façon suivante :

Muscles, 47 %, soit environ 33 kgs 600 ;

Graisse totale, quantité normale 4 à 5 kgs ;

Sang, le 1/13e du poids, soit 5 kgs 500 ;

Os, à l'état sec, 6 kgs.

Le reste du poids étant fourni par les viscères pleins : système nerveux central, 1 kg. 325 ; cœur, 0 kg. 275 ; poumons, 1 kg. 200 ; foie, 1 kg. 500 ;

reins, 0 kg. 300, rate, 0 kg. 200, et les organes creux : tube digestif, vaisseaux sanguins, peau... ainsi que les liquides de l'organisme : eau, lymphe...

On le voit, les muscles forment l'appoint principal.

Comment calcule-t-on l'indice de Pignet ?

Il faut soustraire de la taille en centimètres. le total formé par l'addition du périmètre thoracique en centimètres et du poids en kilogrammes.

Exemple. — Un sujet ayant :

Taille : 170 centimètres ;

Périmètre thoracique : 90 centimètres ;

Poids : 65 kilogrammes,

aura l'indice suivant :

170 — (90 + 65) = 170 — 155 = 15.

L'indice n'a de valeur que pour les adolescents et les adultes au-dessous de 35 ans.

Il est d'autant plus élevé que la constitution du sujet est moins bonne. On admet la classification suivante :

Jusqu'à 10, constitution très forte ;
De 10 à 20, » forte ;
De 20 à 25, » moyenne ;
De 25 à 30, zône limite ;
De 30 à 35, constitution médiocre ;
Au-delà de 35, » mauvaise,

Que faut-il faire lorsqu'on veut obtenir une augmentation de volume plus rapide des muscles ?

Il faut accomplir les mouvements indiqués avec des poids légers, par exemple des haltères de 1 ou 2 kilogrammes ou encore avec des développeurs ou extenseurs en caoutchouc.

Le rythme employé sera le rythme lent.

Les mouvements seront exécutés avec énergie.

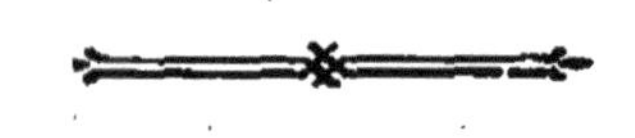

LA PEAU

Qu'est-ce que la peau ?

La peau est une membrane qui entoure les organes, le squelette et les muscles.

Elle isole l'individu et le met en rapport constant avec le milieu extérieur. Ses fonctions sont de la plus haute importance.

Quelle est la structure de la peau ?

La peau est formée de deux parties bien distinctes :

1° Une partie superficielle appelée *épiderme* ;

2° Une partie profonde appelée *derme*.

L'épiderme constitue une sorte de protection pour le derme.

Il est formé de plusieurs couches de cellules qui s'amincissent progressivement, de la profondeur c'est-à-dire du derme, jusqu'à la surface de la peau. Là, elles forment des petites lamelles cornées qui se détachent par les frottements ou les frictions.

L'épiderme s'épaissit considérablement dans les endroits qui sont soumis à un contact permanent avec un objet dur ; il se forme ainsi des saillies appelées : callosités, à la paume des mains; durillons, cors à la plante des pieds et aux orteils.

Le derme est la partie résistante et élastique. (C'est le derme des animaux qui forme le cuir lorsque la peau a été suffisamment préparée et travaillée).

Il est formé d'un réseau de fibres élastiques et de fibres conjonctives, et il est riche en vaisseaux sanguins, et en nerfs.

Dans les vaisseaux, la circulation du sang est très active. La peau dans son ensemble renferme une quantité de sang importante.

Les nerfs, qui se terminent par des petits renflements, perçoivent les impressions extérieures qui constituent nos sensations de chaud, de froid, de contact, de douleur.

A la peau sont annexés :

Les *poils*, que l'on observe dans certaines régions du corps, plus ou moins abondants suivant les individus.

Les *ongles*, qui sont comme les poils, des productions épidermiques.

Enfin, la peau renferme dans son épaisseur une grande quantité de petites formations appelées *glandes*.

Elles sont de deux espèces : les unes ont pour fonction de secréter ou produire la sueur, on les appelle glandes *sudoripares*.

Les autres fournissent une matière grasse qui donne à la peau son caractère onctueux et qui porte le nom de sébum, on les appelle glandes *sébacées*.

Quelles sont les fonctions de la peau ?

Les fonctions de la peau se déduisent de sa structure.

Elle a donc pour rôle de :

1° Percevoir les sensations ;

2° Régulariser la température du corps ;

3° Eliminer les toxines ;

4° Protéger le corps.

1° *Percevoir les sensations.*

Ce sont les nerfs de la peau qui font percevoir les sensations de contact, de chaleur, de froid, de douleur ou sensibilité. Par les nerfs, la peau est une surface sensible avant tout.

2° *Régulariser la température* du corps.

Le corps a une température constante, elle est de 37° à l'état normal. Le milieu extérieur ou air qui nous entoure présente une température variable suivant les saisons, les jours, les heures. L'équilibre tend à s'établir entre le corps et l'air. Le corps ayant tendance à céder de sa chaleur d'autant plus que la température extérieure est plus basse, il importe que le corps ne puisse se refroidir pendant les journées froides de l'hiver. La peau intervient, ses vaisseaux se resserrent, elle reçoit moins de sang et la quantité de chaleur cédée par le sang et la peau diminue. Le corps garde donc sa chaleur.

C'est le contraire qui a lieu quand il fait chaud ou quand le corps ayant une trop forte température, a besoin de perdre de la chaleur, à la suite d'un exercice violent, d'une course par exemple, mais ici intervient un autre phénomène : la *sudation.*

Les glandes sudoripares secrètent la sueur qui en s'évaporant à la surface du corps détermine une déperdition de calorique ;

3° *Eliminer les toxines.*

La sueur a encore un autre objet, puisque c'est par elle que la peau est un organe d'élimination.

La sueur est un liquide composé d'eau pour la plus grande partie, dans laquelle sont dissous des sels : traces de sulfates et chlorure de sodium, de l'urée, des acides gras volatils.

La sueur est tirée du sang par les glandes sudoripares qui sont très nombreuses : deux à trois millions. Ces glandes s'ouvrent à la surface de la peau par de petits orifices appelés *pores*, on compte deux cents pores sudoripares par centimètre carré en moyenne, mais il y a en a beaucoup plus dans certaines régions : pieds, mains, aisselles.

Par la sueur, la peau élimine l'eau et des principes toxiques fabriqués par le corps qui sont plus abondants dans certaines circonstances ; par exemple dans le cas de surmenage, de fatigue excessive ;

4° *Protéger le corps.*

La peau protège le corps contre les germes ou microbes du dehors qui tendent de s'y introduire pour y pulluler et déterminer les différentes maladies.

Quelle est l'influence des rayons solaires sur la peau et sur le corps humain ?

Les rayons solaires ont une action vivifiante énorme sur le corps par l'intermédiaire de la peau : organe nerveux, musculaire, éliminateur.

Les extrémités nerveuses frappées par le soleil y puisent des énergies qu'elles transmettent au système nerveux central. Celui-ci les répartit aux organes.

Les vaisseaux de la peau se dilatent sous l'influence du soleil ; l'afflux du sang à la périphérie améliore le fonctionnement de la peau et décongestionne les organes profonds.

Donc : Amélioration de la circulation du sang et de la nutrition de la peau.

La sudation est favorisée et avec elle l'élimination des toxines.

Enfin les rayons solaires détruisent les microbes de la peau et augmentent sa résistance vis-à-vis de l'infection microbienne.

L'action prolongée ou forte du soleil provoque un changement dans la coloration de la peau qui brunit.Cette pigmentation doit être recherchée, c'est une réaction de défense qui protège contre l'insolation.

Les rayons solaires agissent profondément sur les tissus du corps : muscles, nerfs, par l'intermédiaire de la peau. Ils produisent un accroissement des échanges nutritifs et par ce fait une action tonique générale.

Le soleil est donc une source de force et de santé ; l'énergie qu'il nous fournit stimule les fonctions vitales d'une manière puissante, et peut-être plus encore que nous ne pouvons nous l'imaginer.

Comment la peau peut-elle être souillée ?

La peau, en contact permanent avec le milieu

extérieur se souille par le fait même et d'autant plus que ce milieu extérieur est plus chargé de poussières.

Les poussières se déposent d'abord au niveau des sillons ou plis de la peau, des anfractuosités de la surface du corps.

La peau s'encrasse, les pores sudoripares obstrués par les poussières ne peuvent plus livrer passage facilement à la sueur, il en résulte alors des troubles d'auto-intoxication. Le sang vicié devenu impur se charge des produits toxiques non éliminés ; il détermine à son tour des lésions des vaisseaux, du cœur, des reins, plus ou moins graves suivant les individus et les conditions de vie.

La peau elle-même subit l'influence de l'intoxication du sang, il en résulte des graves irritations, des boutons d'acné, des éruptions diverses qui s'accompagnent de démangeaisons. Le grattage qui s'en suit, détermine des écorchures, et c'est la porte ouverte à l'infection, c'est-à-dire à l'entrée dans la peau des microbes, causes de furoncles, d'anthrax, d'érysipèle, d'abcès, de phlegmons.

D'autres fois, ce sont les parasites de la peau :

Puces, poux, qui s'installent et produisent les lésions d'irritation, de démangeaison, de grattage ainsi que les complications infectueuses dont nous venons de parler.

Y a-t-il lieu de veiller au bon fonctionnement de la peau et comment y parvenir ?

L'importance des fonctions de la peau nous commande d'une façon formelle de veiller à ce qu'elles puissent s'accomplir parfaitement.

Nous devons donc maintenir la peau dans son état d'intégrité absolue, et cela dépend uniquement de nous-mêmes,

En effet la peau ne peut rester en bon état de santé et bien fonctionner qu'à la condition d'être débarrassée constamment et complètement des diverses souillures qui viennent se déposer à sa surface.

Nous devons donc avoir pour règle formelle de maintenir la propreté de la peau, et ce mot, résume toute l'hygiène de la peau, toute l'hygiène même.

Sans propreté, pas d'hygiène possible.

Comment obtenir la propreté de la peau ?

Par des soins quotidiens personnels qui exigent :

De l'eau, du savon ;

Une serviette ;

Une brosse à mains si l'on peut, et un gant de crin.

Il faut pratiquer chaque jour et d'autant plus énergiquement que l'on aura été exposé aux poussières, ou mis en contact avec des objets souillés de germes ou de parasites, un savonnage de tout le corps. Ensuite on essuie rapidement, et on termine par une friction au gant de crin.

Quelle doit être la température de l'eau ?

L'eau chaude ou tiède est utile pour enlever les poussières ou lorsqu'on a négligé, les soins quotidiens et que la peau s'est encrassée.

Mais comme règle essentielle, il faut retenir que l'eau froide est préférable.

Quels sont les bienfaits, les avantages de l'eau froide ?

L'eau froide :

Donne de la résistance contre le froid extérieur. On devient moins frileux en même temps que moins fragile aux variations atmosphériques. On s'endurcit et l'on prend moins facilement les coryzas, les rhumes, les bronchites.

L'eau chaude, au contraire rend sensible au froid.

Les jeunes Spartiates, légendaires par leur résistance et leur endurance, se baignaient dans les froides eaux de l'Eurotas.

Il y a donc un intérêt capital à s'habituer à l'eau froide. L'eau est un élément de réussite aussi indispensable dans la culture du corps que dans la culture du sol.

Quand on a l'habitude de se servir d'eau chaude, il faut progressivement abaisser la température de cette eau en la mélangeant d'eau froide jusqu'à ce qu'on puisse se servir d'eau naturelle.

Ceci se fait en quelques jours et d'autant plus vite qu'on commence l'entraînement pendant les chaleurs d'été.

On peut encore employer la pratique suivante :

Après s'être lavé à l'eau chaude, passer un linge imbibé d'eau froide sur le corps.

LÉGENDE

COTÉ DROIT

1. m. Spenius.
2. m. Sterno-cléido-mastoïdien.
3. 7ᵉ Cervical.
4. m. Trapèze.
5. m. Deltoïde.
6. m. Sous épineux.
7. m. Petit rond.
8. m. Grand rond.
9. m. Grand dorsal.
10. m. Longue portion du triceps.
11. m. Vaste externe du triceps.
12. m. Long supinateur.
13. m. Vaste interne du triceps.
14. m. 1ᵉʳ Radial.
15. Olécrâne.
16. Anconé.
17. m. Extenseurs communs des doigts.
18. m. 2ᵉ Radial.
19. m. Cubital antérieur.

19ᵇⁱˢ m. Cubital postérieur.

20. Crête du Cubitus.
21. m. Extenseur propre du petit doigt.
22. m. 1ᵉʳ Extenseur du pouce.
23. m. 2ᵉ Extenseur du pouce.
24. Ligᵗ annulaire du carpe.
25. m. 1ᵉʳ Interosseux dorsal.
26. m. Gᵈ oblique.
27. Bourrelet graisseux du flanc.
28. m. Moyen Fessier.
29. Gᵈ Trochanter.
30. m. Gᵈ Fessier.
31. m. Tenseur du fascia lata.
32. m. Gᵈ adducteur.
33. m. Droit interne.
34. m. Vaste externe (quadriceps fémoral).
35. m. Biceps.
36. m. Demi-tendineux.
37. m. Demi-membraneux.
38. m. Couturier.
39. m. Plantaire grêle.
40. m. Jumeau externe.
41. m. Jumeau interne.
42. m. Soléaire.
43. Tendons des muscles profonds.
44. m. Court péronier latéral.
45. Tendon d'Achille.
46. m. Pédieux.
47. Calcanéum.

COTÉ GAUCHE

1. m. Gᵈ complexus.
2. m. Splénius du cou.
3. m. Splénius de la tête.
4. m. Cervical descendant.
5. m. Transversaire du cou.
6. m. Angulaire de l'omoplate.
7. Clavicule.
8. Acromion.
9. Omoplate.
10. m. Rhomboïde.
11. Humérus.
12. Côtes.
13. m. Inter épineux.
14. m. Long dorsal.
15. m. Sacro lombaire.
16. m. Carré lombaire.
17. Os iliaque.
18. Sacrum
19. Coccyx.
20. Cubitus.
21. Radius.
22. Carpe.
23. Métacarpe.
24. Phalanges.
25. Phalangines.
26. Phalangettes.
27. Fémur.
28. Tibia.
29. Péroné.
30. Astragale.
31. Scaphoïde.
32. Cuboïde.
33. Calcanéum.
34. 5ᵉ Métatarsien.

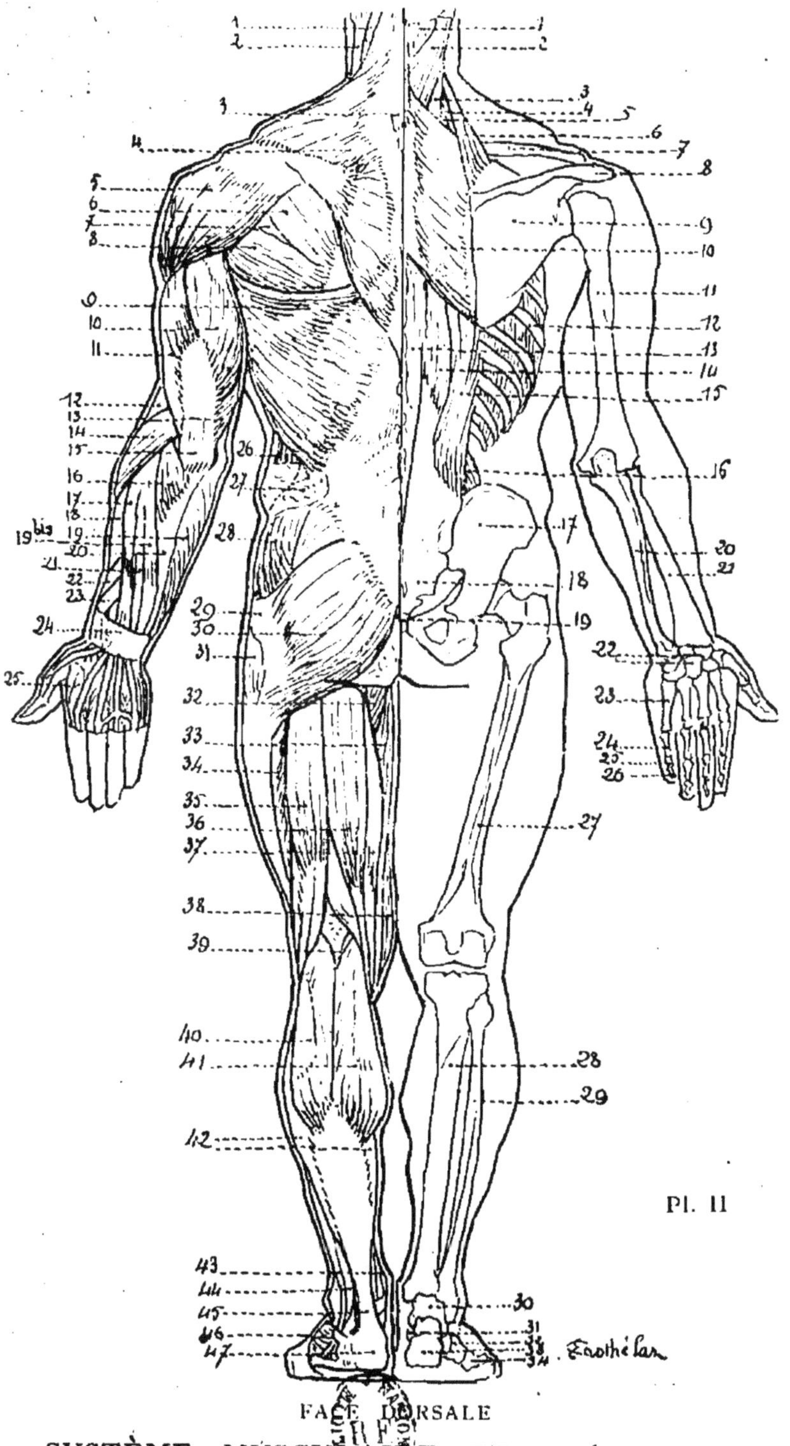

Pl. II

FACE DORSALE

SYSTÈME MUSCULAIRE ET SQUELETTE

Quelles sont les précautions indispensables à prendre pour se servir de l'eau froide ?

Pour se servir d'eau froide, il est essentiel d'avoir chaud avant — ce que l'on obtient par les mouvements de l'éducation physique — et chaud après, ce que l'on obtient par la friction, le massage et au besoin par quelques mouvements de l'éducation physique répétés de nouveau. Il ne faut jamais se servir d'eau froide quand on a froid, il en résulterait une perte de chaleur trop forte pour le corps. La température tomberait au-dessous de 37° ce qui est nuisible.

Quelle est l'action de l'eau froide sur l'organisme ? Qu'appelle-t-on réaction ?

L'eau froide détermine d'abord une sensation de froid, alors les fins vaisseaux de la peau se contractent fortement, mais à cette contraction succède une dilatation de ces mêmes vaisseaux sanguins. Le sang afflue alors à la peau et décongestionne les organes internes.

C'est ce qu'on appelle la *réaction.*

Quels sont les soins spéciaux à donner à certaines régions du corps ?

1° *Le visage, le cou,* doivent être lavés et savonnés matin et soir (s'il y a lieu) ;

2° *Les oreilles* exigent une technique spéciale. Le mieux est de ne pas faire pénétrer l'eau dans le conduit auditif, il ne faut pas non plus introduire de corps étrangers : tels que crayons, porte-plumes, cure-oreilles en os, qui risquent de blesser les parois du conduit auditif et le tympan.

On s'en tiendra à la pratique suivante :

Monter un petit tampon d'ouate hydrophile sur un bout d'allumette, l'imbiber d'alcool en le trempant dans un flacon d'alcool réservé à cet usage.

Nettoyer doucement le conduit auditif. Jeter le tampon d'ouate immédiatement après chaque lavage ;

3° *Le nez.*

Il faut d'abord savoir se moucher. Ne jamais se moucher en fermant la bouche, et en gonflant les joues, mais débarrasser chaque narine l'une après l'autre, la droite en appuyant sur la gauche, la gauche en appuyant sur la droite. Agir autrement c'est risquer, dans certaines conditions de déterminer des troubles du côté de l'oreille interne.

Il faut nettoyer avec soin l'entrée des fosses nasales, les narines, où les poils sont chargés de poussières résultant du filtrage de l'air inspiré ;

4° *Les mains.*

La propreté des mains est d'une importance capitale.

Il faut se savonner les mains, les brosser toute les fois qu'elles sont souillées, mais surtout avant les repas.

Répétons-le, il ne faut jamais se mettre à table sans s'être soigneusement savonné et brossé les mains.

A la toilette des mains, se rattache celle des ongles.

Les ongles doivent être fréquemment nettoyés :
Avec la lime toutes les fois qu'ils sont souillés ;
Avec la brosse au moment du savonnage.
Les ongles doivent être coupés court ;

5° *Les pieds.*

Il faut faire un lavage et un savonnage quotidiens, le soir en même temps que le lavage général du corps.

Il faut veiller à la bonne tenue des ongles qui doivent être coupés court, en carré et nettoyés.

Le pied vaut ce que vaut la chaussure qui l'enserre toute la journée. Une chaussure trop étroite, mal conditionnée sera la cause des ampoules, écorchures, cors, durillons... qui rendent la marche pénible puis impossible. Il faut une chaussure qui aille bien, de forme rationnelle c'est-à-dire large suffisamment pour que les orteils puissent s'y allonger, s'y mouvoir et que le pied soit à l'aise.

6° *Les régions garnies de poils.*

Les régions garnies de poils doivent être l'objet de soins minutieux, car les poils retiennent les poussières, et de plus la secrétion est plus abondante dans ces régions. On insistera donc sur le savonnage ;

7° *La chevelure.*

La chevelure doit être bien entretenue. C'est là le meilleur moyen pour conserver ses cheveux.

Il convient donc de se faire un lavage de la tête à l'eau savonneuse, plus fréquemment en été qu'en hiver, une fois par semaine par exemple, mais plus fréquemment si les cheveux sont gras, ou si la tête a été exposée particulièrement aux poussières. Enfin chaque jour, il faut procéder à un brossage énergique de la tête.

Les cheveux doivent être aérés, il ne faut pas les enfermer constamment dans la chaude atmosphère d'une coiffure. Porter constamment une coiffure, surtout si elle serre la tête et gêne la circulation, est un moyen de faire tomber les cheveux, en entravant leur vitalité,

Les cheveux courts sont plus facilement entretenus et sont plus facilement propres que les cheveux longs.

Quelle est encore une précaution essentielle pour obtenir l'hygiène ou la propreté de la peau ?

C'est d'apporter un soin particulier aux vêtements de dessous qui sont en contact avec la peau. Les vêtements doivent être changés toutes les fois que cela est nécessaire, particulièrement quand ils sont mouillés par la sueur ou souillés par les poussières, car alors ils peuvent déterminer soit des maladies : bronchites, affections pulmonaires ; soit des troubles de la peau : irritations, éruptions. Ils doivent donc toujours être secs et propres. Normalement les vêtements de flanelle ne sont pas utiles. On se trouvera bien de porter sur la poitrine un tricot léger à mailles fines du fil de lin.

Est-il utile de provoquer la sudation ?

Oui, puisque la sueur constitue une voie d'élimination des principes toxiques pour l'organisme.

Quels sont les meilleurs moyens de provoquer la sudation ?

C'est le travail et l'exercice musculaires ; par exemple les mouvements de l'éducation physique.

La suée provoquée par le fonctionnement des muscles peut être appelée suée active.

La sudation artificielle, celle du bain de vapeur par exemple, n'a-t-elle pas le même résultat ?

Non, la suée artificielle, celle du bain de vapeur, véritable suée passive, ne désintoxique pas l'organisme, comme la suée active.

La suée passive est superficielle, elle vient de la peau ; la suée active vient du dedans, des muscles.

A quel signe reconnaît-on que la fonction de sudation s'effectue bien ?

Quand elle s'effectue mal, la sueur est rare et de mauvaise odeur.

Quand elle s'effectue bien, la sueur est facile, abondante, elle n'a plus d'odeur fétide mais une odeur faible, non désagréable.

LA PRATIQUE QUOTIDIENNE
de
L'HYGIÈNE INDIVIDUELLE

Qu'est-ce que la pratique quotidienne de l'Hygiène individuelle ?

C'est vivre en se conformant aux règles de l'hygiène que nous avons indiquées à propos de l'étude des fonctions de la digestion, de la respiration, de la circulation, et lorsque nous avons montré l'importance du système musculaire et de la peau.

Sur quoi est-elle basée ?

Sur la physiologie (1) normale des organes, c'est-à-dire sur les conditions les meilleures de leur fonctionnement.

Il n'est pas de base plus stable et plus raisonnable.

(1) La Physiologie est cette partie de la science biologique qui étudie les fonctions des tissus et des organes du corps.

Pouvons-nous vivre en plein état de santé en dehors des règles de l'Hygiène individuelle ?

Cela est absolument impossible. Nous ne pouvons vivre en dehors des règles de l'hygiène individuelle, si nous voulons bien nous porter.

Nous devons suivre toutes les règles de l'hygiène individuelle, si nous voulons avoir un état de santé parfait.

L'hygiène individuelle nous enveloppe complètement jour et nuit. Elle intervient dès le lever, par la toilette matinale ; dans tout le courant de la journée, par le souci constant que nous devons avoir de rechercher l'air pur, de lutter contre l'air vicié ; au moment des repas, pour nous conformer aux règles de l'hygiène alimentaire strictement.

Le soir, enfin, pour la toilette qui précède le coucher et pour les soins à prendre pour bien dormir.

Quelles raisons y a-t-il de bien dormir ?

De même qu'il est nécessaire de suivre les règles de l'hygiène de la journée, de même il faut suivre celles de l'hygiène du sommeil.

Bien dormir est nécessaire à la santé. Le bon sommeil procure à l'organisme le repos dont il a besoin.

Dans le sommeil profond et calme, les fonctions sont réduites à leur minimum, le cœur bat plus lentement, la respiration est moins fréquente;

Le système musculaire est dans un état de relâchement complet ;

Le système nerveux se détend ;

Le cerveau et les organes des sens laissent de côté cette attention constante à la vie extérieure, qui est leur raison d'être pendant le jour ; la pensée elle-même se repose.

Ce repos absolu est la condition indispensable pour que le travail du lendemain soit du bon travail, du travail productif.

Que se produit-il quand on ne dort pas bien ?

Le manque de sommeil produit un surmenage du système nerveux, qui se traduit par des maux de tête, des vertiges, des alternatives d'excitation et de dépression, enfin l'impossibilité de se livrer à un travail intellectuel assidu. Lorsque cet état d'insomnie se prolonge, on observe des troubles de l'état général et des grandes fonctions de l'organisme : troubles digestifs, troubles cardiaques, diminution de résistance physique.

L'insomnie est incompatible avec la santé.

Quelles sont les qualités requises pour bien dormir ?

1° Se coucher régulièrement, autant que possible, chaque soir vers la même heure.

Avant de se coucher, si l'on s'est livré dans la journée à un travail ou à un exercice au milieu de poussières, il est indispensable de procéder à un nettoyage complet.

L'eau chaude, dans ce cas, nettoie mieux. Et pour ceux qui peuvent profiter d'une salle de bains, un bain tiède ou chaud, c'est-à-dire d'une température de 25 à 37° est indiqué.

2° Se coucher avec l'estomac libre. Le sommeil agité, les rêves, les cauchemars fatigants ont souvent pour cause une surcharge de l'estomac par des aliments indigestes. La digestion qui se produit pendant le sommeil est pénible et amène des troubles;

3° Se coucher avec l'esprit calme. Il est bon de mettre une trêve aux travaux et aux occupations quotidiennes ; quelques minutes de recueillement seront favorables à un bon sommeil ;

4° Il faut enfin veiller à ce que la chambre à coucher remplisse certaines conditions indispensables.

Quelles sont les mesures à prendre pour que la chambre remplisse les meilleures conditions ?

1° L'aération doit être largement pratiquée. On veillera à ce que le soleil, qui détruit les germes, puisse y pénétrer le plus possible. C'est l'antiseptique le plus puissant;

2° Le cubage d'air doit être suffisant. Le chiffre minimum exigé pour une chambre d'adulte est de 25 mètres cubes. La hauteur du plafond ne doit pas être inférieure à 2 m. 60;

3° Les poussières doivent être soigneusement enlevées. Il est préférable d'essuyer au lieu d'épousseter. Epousseter, c'est remuer et déplacer les poussières, sans qu'on puisse s'en débarrasser ;

4° Enfin, il faut proscrire les tapis à demeure, les tentures, les rideaux qui emprisonnent le lit et, d'une façon générale, tous les objets qui peuvent retenir les poussières et qui ne sont pas d'un nettoyage simple et aisé.

Est-il bon de dormir la fenêtre entr'ouverte ?

Oui, c'est une excellente pratique. Il en résulte une aération permanente des poumons, qui est au plus haut degré vivifiante pour tout l'organisme.

Quelles sont les précautions à prendre pour dormir la fenêtre entr'ouverte ?

1° Il faut d'abord s'y entraîner en commençant dans la saison chaude ;

2° Il faut avoir soin de se couvrir davantage, il est bon d'avoir à sa portée une ou deux couvertures supplémentaires pliées au pied du lit ;

3° Il ne faut pas que l'air froid arrive directement sur le corps ;

4° Il ne faut pas se placer entre la fenêtre et une porte ou un foyer de cheminée mal clos, pour éviter le courant d'air.

L'air frais de la nuit est-il mauvais pour les yeux ?

Non. Mais un courant d'air pourrait déterminer une irritation des paupières ou des conjonctives oculaires.

Les habitants des campagnes doivent-ils pratiquer les règles de l'hygiène individuelle ?

Oui, il ne suffit pas de vivre au grand air, il faut encore savoir respirer. Il faut encore lutter contre l'air vicié des habitations. Rien ne sert de passer une journée au grand air, si on ne sait pas respirer et si on passe toute la nuit dans un air vicié.

Rien ne sert d'être dans un milieu riche en oxygène, si on méconnaît les règles de l'hygiène alimentaire.

Rien ne sert de vivre en plein air si on n'observe pas les règles de la propreté, base de toute hygiène.

On néglige malheureusement trop ces règles dans les campagnes. Rares sont les habitations où l'on fait pénétrer l'air par des fenêtres largement ouvertes, où l'on dort la fenêtre entrebâillée.

Les travailleurs agricoles qui rentrent des travaux des champs couverts de poussière, et encore trempés de sueur, éviteront bien des maladies, telles que rhumatismes, affections bronchiques et pulmonaires, tuberculose..., s'ils veulent se laver et se changer de linge toutes les fois que cela est nécessaire, avant de se mettre à table, par exemple.

La sensation que donne des vêtements humides, collants à une peau souillée est très désagréable.

Au contraire, celle que procure du linge sec sur une peau propre, est un bien-être qui repose.

L'oubli ou l'ignorance des règles de l'hygiène individuelle et de l'éducation physique font que les habitants des campagnes paraissent souvent usés avant l'âge et qu'ils sont les victimes de maladies qu'ils devraient ignorer, puisque la nature au milieu laquelle ils vivent leur donne à profusion, les trois grands facteurs de la santé : l'air, l'eau, le soleil.

Peut-on donner des exemples frappants, pour montrer qu'à la campagne comme dans les villes, il faut observer toutes les règles de l'hygiène ?

Oui, prenons-les cette fois chez les tout jeunes enfants. Nous trouvons là des faits qui ont la valeur de véritables expériences.

Ainsi, il semble qu'un jeune enfant qui est élevé au milieu de l'air pur des champs doive se bien porter.

Or, si l'on n'observe pas les règles de l'hygiène alimentaire et de l'hygiène de la peau qui le concernent, les résultats obtenus sont déplorables.

Si, au lieu de donner à un enfant de 2 mois à 2 ans, le lait, puis les farines qui lui conviennent, on lui fait prendre en plus ou moins grande quantité du pain et la nourriture des grandes personnes;

Si, en s'en tenant à l'alimentation prescrite : lait, farine, on lui en donne une trop grande quantité;

Si on néglige de faire bouillir l'eau, le lait de l'enfant élevé au biberon : les accidents suivants ne tardent pas à survenir :

Des éruptions sur le corps, au niveau du siège, sur le sommet de la tête : boutons, plaques d'eczéma sec ou suintant.

On croit faussement que cet eczéma croûteux lorsqu'il siège sur la tête, est un signe de bonne santé, et ce qui le fait croire, c'est que l'enfant grossit et semble florissant.

Mais si l'on persiste dans l'erreur, on est bientôt éclairé : le ventre se ballonne, des troubles digestifs apparaissent : vomissements légers, irrégularité des selles d'abord; puis bientôt, et surtout pendant les chaleurs, des vomissements abondants et la diarrhée trop souvent mortelle.

Lorsque ces cas aigus sont évités, en dehors des journées chaudes, les troubles digestifs restent moins violents, mais la nutrition se trouve viciée : les os se déforment, grossissent à leurs extrémités, se courbent... c'est le rachitisme.

Concluons : l'hygiène forme un tout à la campagne comme à la ville. Il ne suffit pas de vivre au grand air, il faut connaître et suivre les règles de l'hygiène.

LA PRATIQUE

de

L'ÉDUCATION PHYSIQUE INDIVIDUELLE

Quelle est l'importance du mouvement et quels sont ses rapports avec la vie ?

Cette importance est primordiale. Il n'y a pas de vie sans mouvement. L'être vivant, c'est celui qui se meut, qui se déplace, qui réagit aux excitations extérieures, qui grandit, qui évolue à tout instant...

L'objet inanimé, la pierre inerte sont au contraire immobiles et immuables pendant que nous les considérons.

Le mouvement est la condition même de la vie des organes, des muscles. Si un muscle reste immobile, il s'atrophie et dégénère. Au contraire, s'il travaille régulièrement, il se développe et se fortifie.

Il est donc nécessaire de faire accomplir aux muscles les mouvements qui constituent le plein développement de leur activité ; c'est le but de l'Education physique.

Quand faut-il pratiquer les mouvements de l'Education physique individuelle ?

Il faut les pratiquer chaque jour. Le besoin des mouvements est aussi nécessaire aux muscles, que le besoin des aliments pour l'entretien de la vie du corps humain.

A quelle heure ?

Pas de règle absolue à cet égard. Le mieux est de choisir le moment qui suit le lever, avant la toilette du matin.

Mais ce peut être le soir avant la toilette qui précède le coucher, ce peut être aussi l'après-midi entre 5 et 7 heures.

Chacun choisira le moment qui lui sera le plus facile, en se gardant bien, toutefois, de faire des exercices immédiatement après les repas.

L'essentiel est de pratiquer l'éducation physique individuelle avec régularité et persévérance.

Est-on longtemps à éprouver les heureux effets de l'Education Physique quand on la pratique quotidiennement ?

Non. Après trois à quatre semaines de travail, on éprouve déjà un bien-être appréciable : souplesse du corps, respiration aisée et plus ample, sensation agréable à se tenir droit, confiance en soi.

En quelle tenue faut-il se mettre ?

La tenue la plus simple, afin de pouvoir exécuter les mouvements complètement et sans gêne.

Faut-il ouvrir la fenêtre ?

Oui, toutes les fois qu'on le peut. Il faut, en effet, respirer de l'air pur pendant la séance d'éducation physique.

Pourquoi faut-il faire de l'Education physique chez soi, à défaut de plein air ?

Parce qu'il est des situations sociales qui empêchent de se livrer chaque jour aux exercices nécessaires au bon entretien des muscles, tels que la marche à allure vive, la course, le saut.

Il faut donc y remédier par la pratique d'une série de mouvements qui sont comme un résumé des actes musculaires accomplis pendant les exercices actifs de plein air.

Doit-on pratiquer longtemps les mouvements d'Education physique ?

Oui, il faut pratiquer chaque jour de notre vie, les mouvements d'éducation physique.

Il ne faut pas craindre d'éduquer l'enfant dès le jeune âge. A partir de 3 à 5 ans, on lui apprendra à bien respirer ; puis peu à peu, les mouvements.

Ainsi l'Education Physique entrera inconsciemment dans la vie de l'adolescent qui se forme. L'adulte et le vieillard continueront une pratique dont ils ne pourront plus se passer.

Il n'y a donc pas de limite d'âge pour l'éducation physique. C'est une erreur de croire que l'homme adulte, et même le vieillard, n'en ressentent pas les bons effets.

Au contraire, par sa pratique assidue l'homme adulte conserve la force de résistance physique, l'élégance de la jeunesse ; le vieillard prolonge la durée de l'âge moyen de la vie.

L'éducation physique appartient à tous les âges.

Les habitants des campagnes doivent-ils pratiquer l'Education physique ?

Sans aucun doute, s'ils veulent éviter les déformations que l'on observe souvent chez les adultes, et les vieillards qui passent leur vie courbés sur le sillon ; s'ils veulent éviter la gaucherie des gestes que l'on observe chez les jeunes gens de la campagne qui arrivent à la caserne.

Les ouvriers qui se livrent à des travaux manuels doivent-ils pratiquer l'Education physique ?

Oui, car il est rare que leur métier fasse fonctionner également tous les groupes musculaires. Au contraire, il y a prédominance d'action, d'un groupe de muscles, variable suivant chaque métier en particulier.

L'éducation physique est nécessaire chez l'ouvrier pour rétablir l'équilibre.

Ceux qui s'occupent de travaux de bureau doivent-ils pratiquer l'Education physique ?

Oui, plus que tous les autres.

On admet que, d'une façon générale, nous absorbons une quantité d'aliments supérieure à celle qui serait strictement nécessaire aux besoins de notre organisme. Alors la machine surchauffée s'encrasse. Il y a une production trop abondante de déchets qui sont incomplètement éliminés, d'où la formation de toxines autogènes, c'est-à-dire fabriquées par l'individu lui-même. Il en résulte des troubles fonctionnels d'abord, puis ensuite des lésions des tissus et des organes qui constituent l'arthritisme.

Enfin l'assimilation trop forte aboutit à une mise en réserve trop abondante de graisse qui constitue l'obésité.

Or, l'arthritisme et l'obésité sont favorisés, dans une large mesure, par les professions sédentaires : travaux de bureau, métiers de luxe, de précision...

L'exercice et le mouvement étant les seuls moyens vraiment efficaces que nous avons de nous préserver de ces tares, tous ceux qui travaillent assis dans une atmosphère le plus souvent viciée, devront plus que tous les autres, pratiquer l'Education Physique.

Quels sont les mouvements les plus importants de l'Education physique ?

Tous les mouvements sont importants, puisque tout le système musculaire doit être développé et exercé.

Il faut particulièrement veiller aux mouvements des parois abdominales et aux mouvements respiratoires.

Le développement des bras et particulièrement des muscles biceps a t-il l'importance qu'on lui a accordé ?

Non, avoir des muscles biceps très développés ne constitue pas un indice d'une endurance, d'une force de résistance remarquables. C'est un signe de la force musculaire du bras, mais rien ne prouve que l'individu qui la possède, soit pourvu d'un bon appareil digestif, d'un cœur solide, d'une élasticité thoracique remarquable, de reins fonctionnant bien.

Il ne faut donc pas s'attacher à la recherche plus spéciale du développement des muscles du bras. Les gros biceps sont un luxe, mais ne constituent pas un élément indispensable au bon état du corps.

Qu'arrive-t-il si au début on dépasse la mesure ?

Si, après être resté pendant de longues années dans l'inaction musculaire, on veut, avec une ardeur tardive, dépasser la mesure et intensifier l'entraînement dès le début, en accomplissant par exemple à une cadence vive un mouvement : vingt, trente, quarante fois, alors que ce mouvement doit être répété deux fois en commençant, on obtient des résultats désastreux. Les muscles surmenés se courbaturent et deviennent douloureux par suite d'une production trop intense de toxines qui, n'étant pas éliminées, provoquent une sorte d'empoisonnement avec, quelquefois, une poussée fébrile.

Il faut donc agir prudemment et s'armer de patience et de persévérance. D'ailleurs, en suivant les conseils indiqués ici, en un temps relativement court (v. page 112), on ressentira les bienfaits de l'éducation physique.

L'éducation physique peut être comparée à un médicament énergique qui, donnant de bons résultats lorsqu'il est bien manié et prescrit à petites doses, devient nuisible lorsque son emploi est massif et brutal.

Ainsi, de petites doses de kola soutiennent le cœur fatigué, des doses exagérées déterminent des accidents graves.

A quels signes reconnaît-on qu'on a dépassé la mesure ? Qu'on s'est surentraîné ?

On le reconnaît aux signes suivants :

Il y a un amaigrissement rapide, le visage est pâle, les yeux se creusent et se cernent, le regard est abattu, Puis, pendant l'exercice : perte du souffle, battements de cœur, diminution de la force musculaire.

En même temps : perte d'appétit, émotivité exagérée, manque de sommeil, sensation de fatigue générale.

Quand on dispose de peu de temps, y a-t-il une série abrégée de mouvements absolument indispensables à pratiquer chaque jour ?

Oui, quand on manque de temps, on peut effectuer la série des douze mouvements suivants :

Avant de faire chaque mouvement, prendre exactement la position régulière du corps, (fig. 1) qui est la suivante :

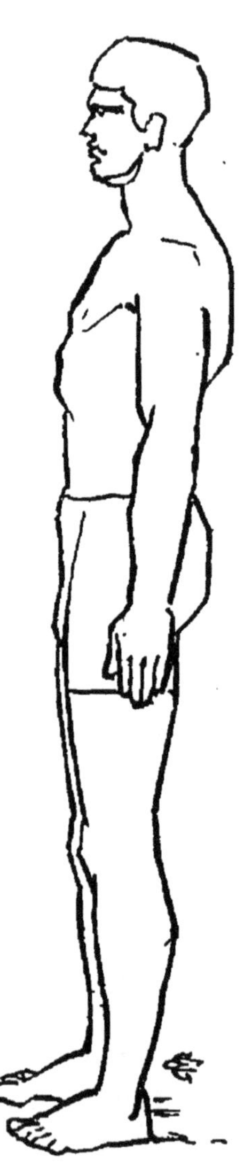
Fig. 1

Les talons réunis, les pieds ouverts, la pointe légèrement tournée en dehors, le corps droit, le ventre rentré sans effort, les épaules effacées et tombantes, les membres supérieurs pendant naturellement, les mains ouvertes, les paumes contre les cuisses, les doigts allongés et joints, la tête droite.

Les mouvements doivent être poussés jusqu'à leur limite : il faut s'allonger au maximum dans l'extension. Se fléchir complètement dans les flexions.

I. **Mouvements de la tête** (à faire cinq fois) :

a) Prendre la position régulière du corps ;

1° Tourner la tête à droite, puis à gauche ;

2° Pencher la tête à droite. puis à gauche, sans déranger la position des épaules ;

3° Fléchir la tête en avant, puis l'étendre en arrière ;

4° Etendre la tête en arrière, et dans cette position, tourner le menton à droite, puis à gauche.

II. Extension horizontale des membres supérieurs (à faire dix fois) :

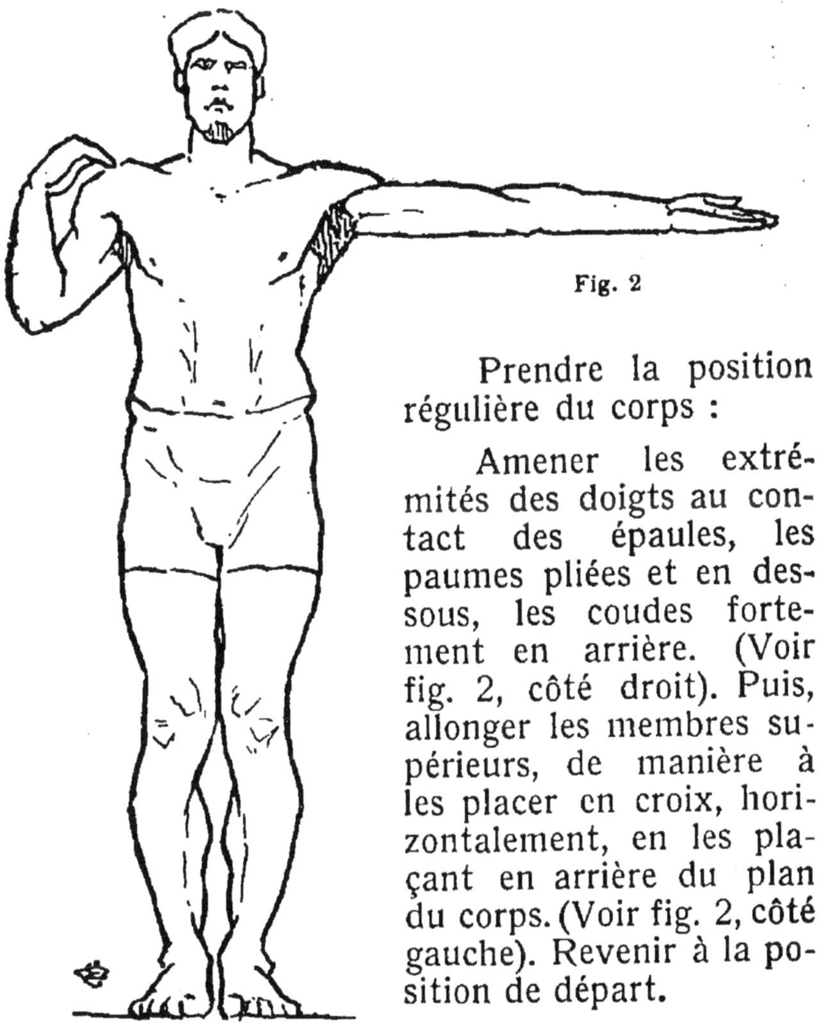

Fig. 2

Prendre la position régulière du corps :

Amener les extrémités des doigts au contact des épaules, les paumes pliées et en dessous, les coudes fortement en arrière. (Voir fig. 2, côté droit). Puis, allonger les membres supérieurs, de manière à les placer en croix, horizontalement, en les plaçant en arrière du plan du corps. (Voir fig. 2, côté gauche). Revenir à la position de départ.

III. Circumduction des membres supérieurs :

a) Prendre la position régulière du corps ;

1° Elever les membres supérieurs allongés en avant, jusqu'à l'horizontale (les paumes se faisant face) (voir fig. 3 ci-contre) ;

2° Les élever au-dessus de la tête, jusqu'à la verticale ;

3° Les écarter latéralement, sur les côtés (les paumes en dessus) ;

4° Revenir à la position de départ.

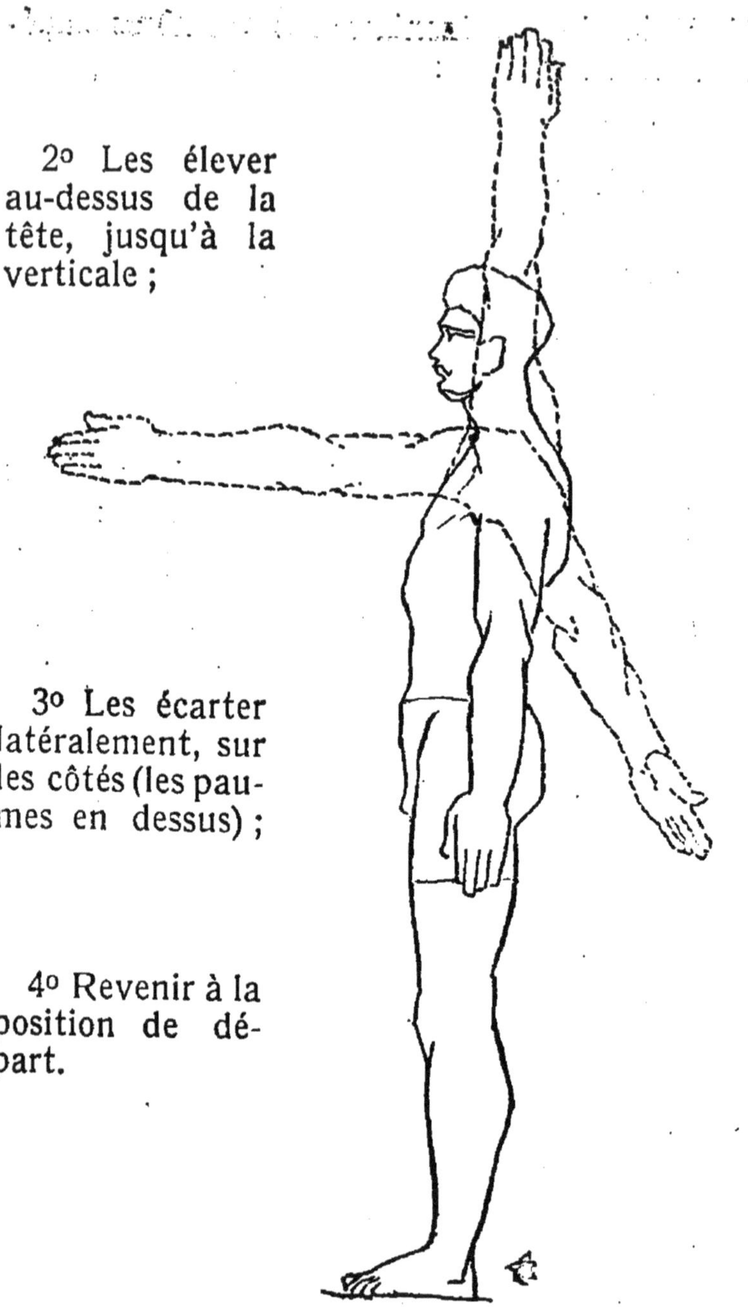

Fig. 3.

IV. **Flexion et extension de la jambe en avant** (cinq fois chaque jambe) :

a) Prendre la position régulière du corps ;

b) Mains sur les hanches ;

1° Elever le genou en avant, la jambe fléchie, la pointe du pied baissée vers le sol ;

2° Etendre la jambe en avant jusqu'à l'horizontale ;

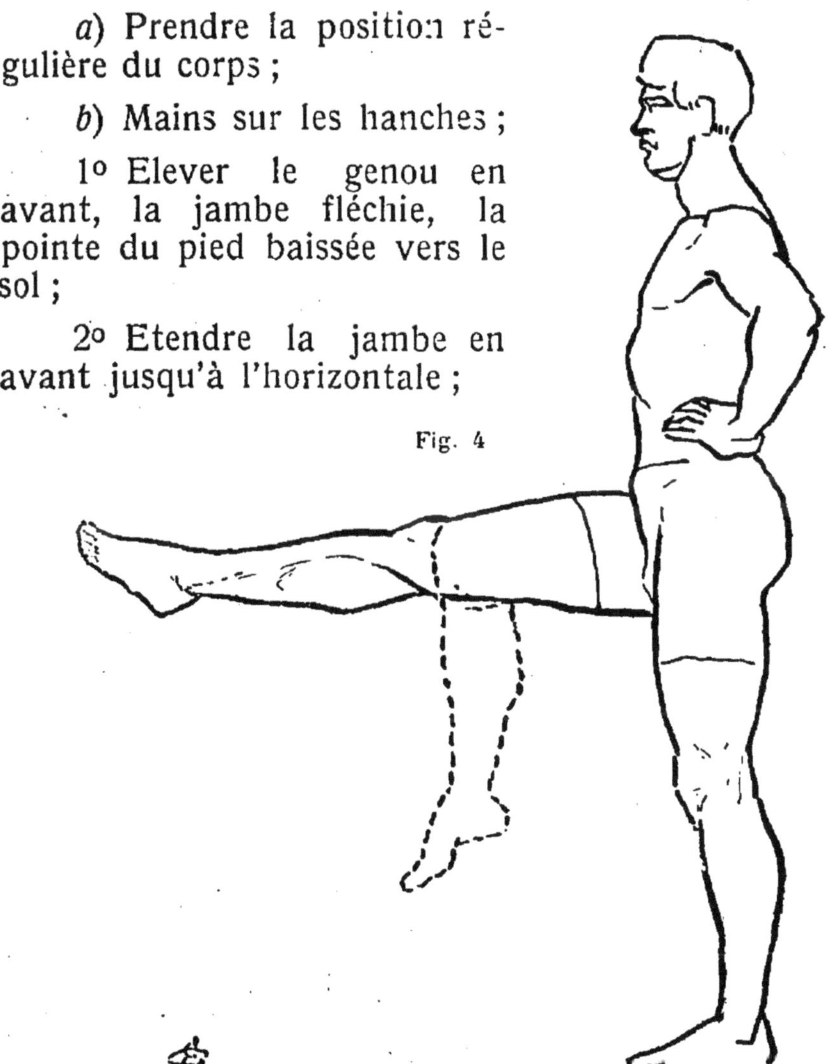

Fig. 4

3° **Fléchir la jambe pour revenir au premier temps ;**

4° **Replacer le pied à terre.**

V. Flexion et extension de la jambe latéralement.

1° Elever latéralement la cuisse, le genou en dehors, la jambe fléchie, le corps droit ;

2° Etendre la jambe latéralement, la pointe du pied baissée vers le sol ;

3° Fléchir la jambe pour revenir au premier temps ;

4° Poser le pied à terre.

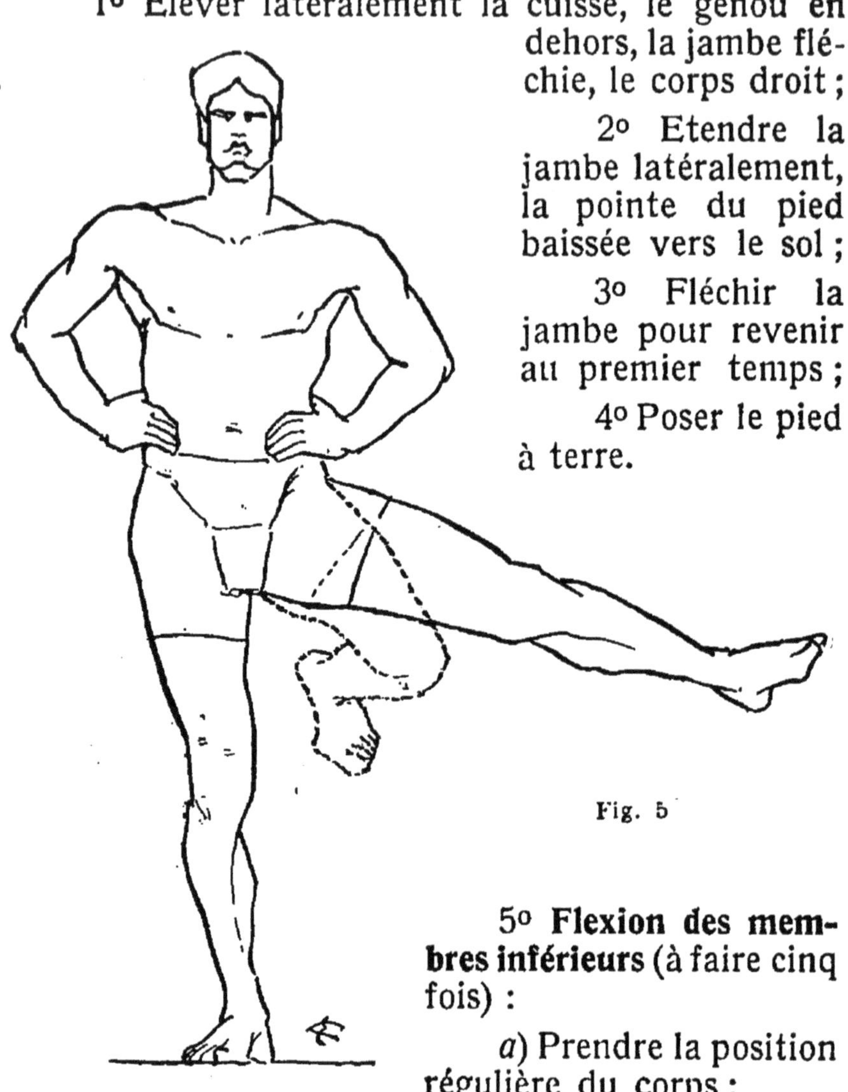

Fig. 5

5° **Flexion des membres inférieurs** (à faire cinq fois) :

a) Prendre la position régulière du corps ;

b) Mains aux hanches (fig. 6 ci-contre) ;

1°. S'élever sur la pointe des pieds, les talons joints ;

2° Abaisser le buste droit, les coudes en arrière,

en pliant les jambes et en écartant les genoux ;

3o Se relever le buste droit ;

4o Reposer les talons à terre.

VI. **Grande flexion du tronc en avant** (faire dix fois) :

a) Prendre la position régulière du corps ;

b) Elever les bras verticalement (v. fig. 7).

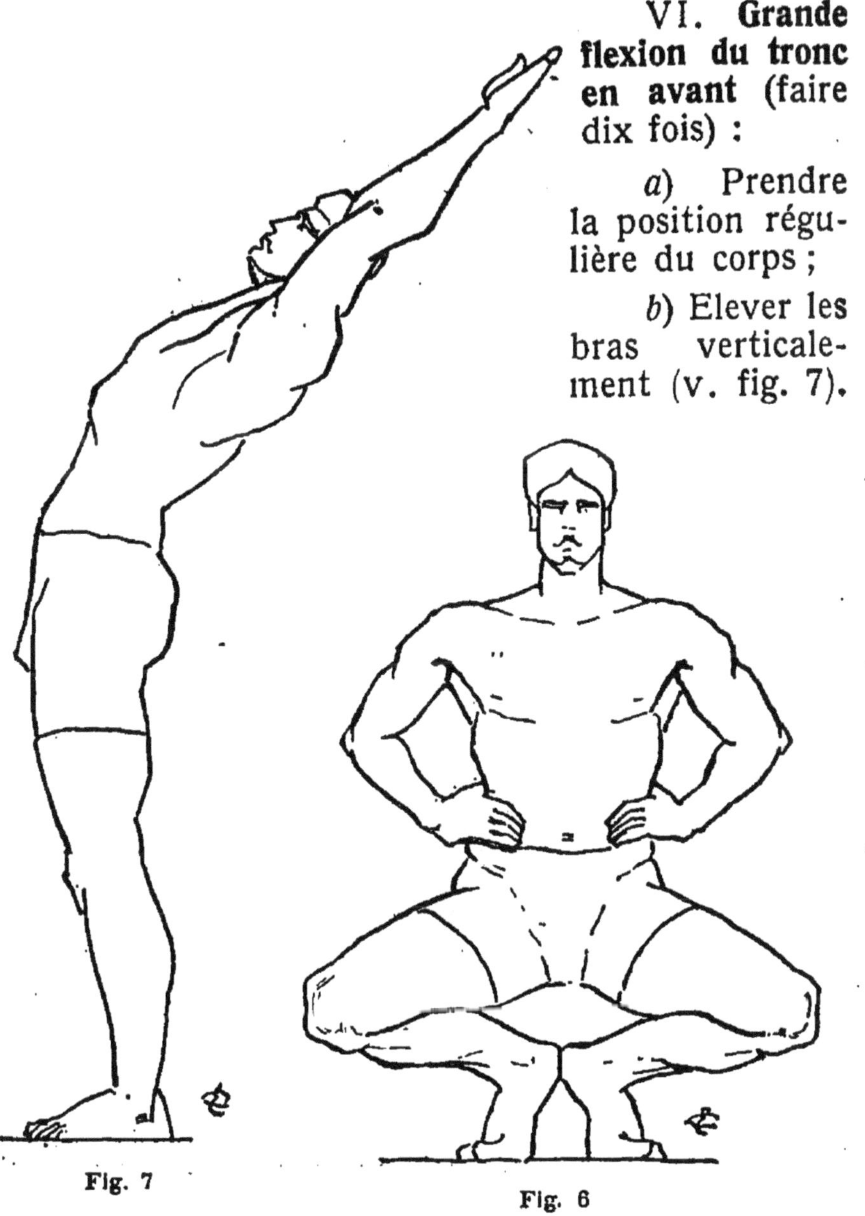

Fig. 7

Fig. 6

paumes en avant, en portant le haut du corps légèrement en arrière ;

1° Fléchir le tronc lentement en avant, sans fléchir les jambes, les bras allongés, la tête restant entre les bras, et essayer de toucher le sol ou la pointe des pieds avec les doigts, en laissant toujours les bras étendus dans le prolongement du tronc ;

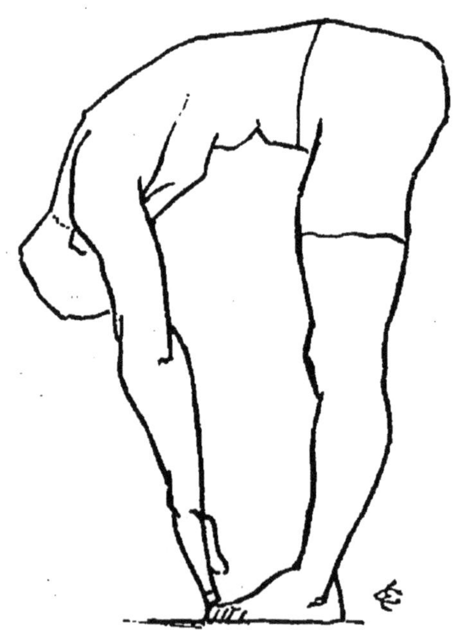

Fig. 8

2° Se redresser, et revenir à la position de départ (*b*).

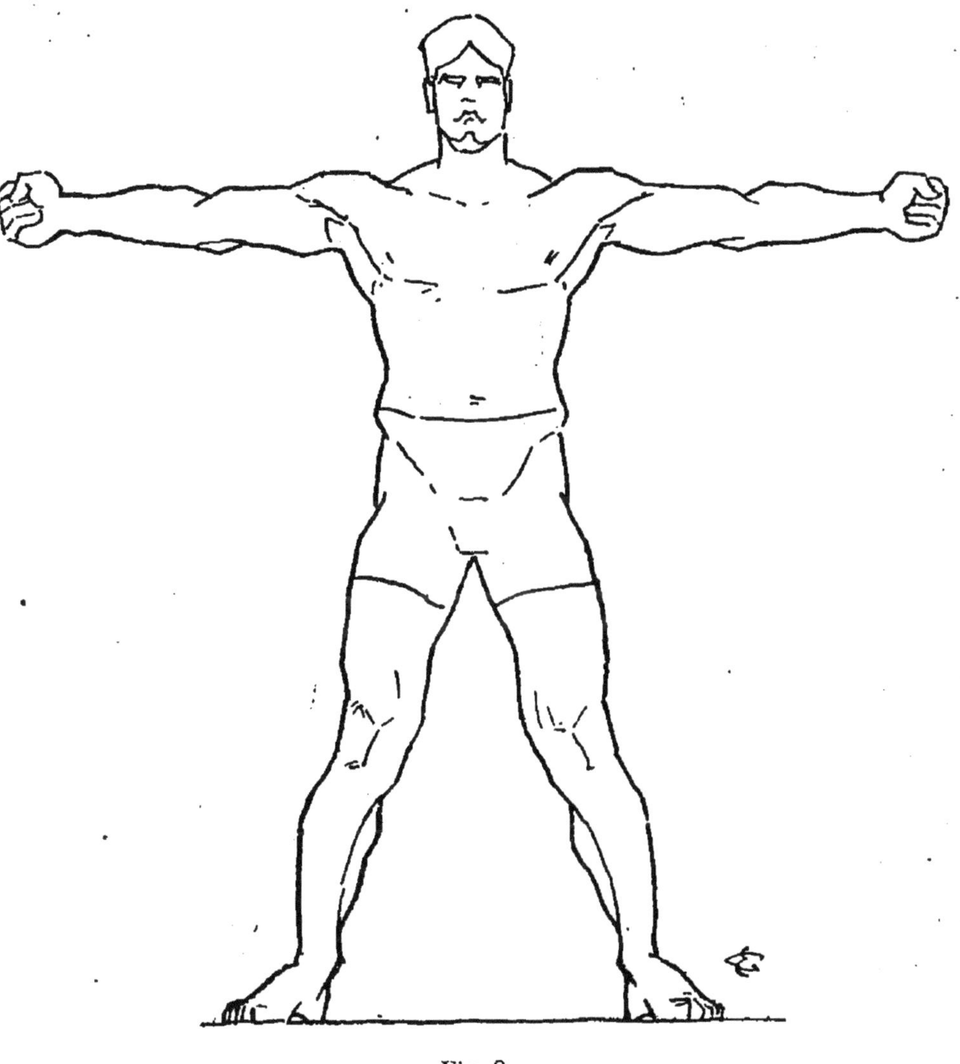

Fig. 9

VII. **Etant en torsion, flexion et extension du tronc** (à faire dix fois à droite, dix fois à gauche) :

a) Prendre la position régulière du corps;
b) Station écartée ;
c) Bras en croix (v. fig. 9).

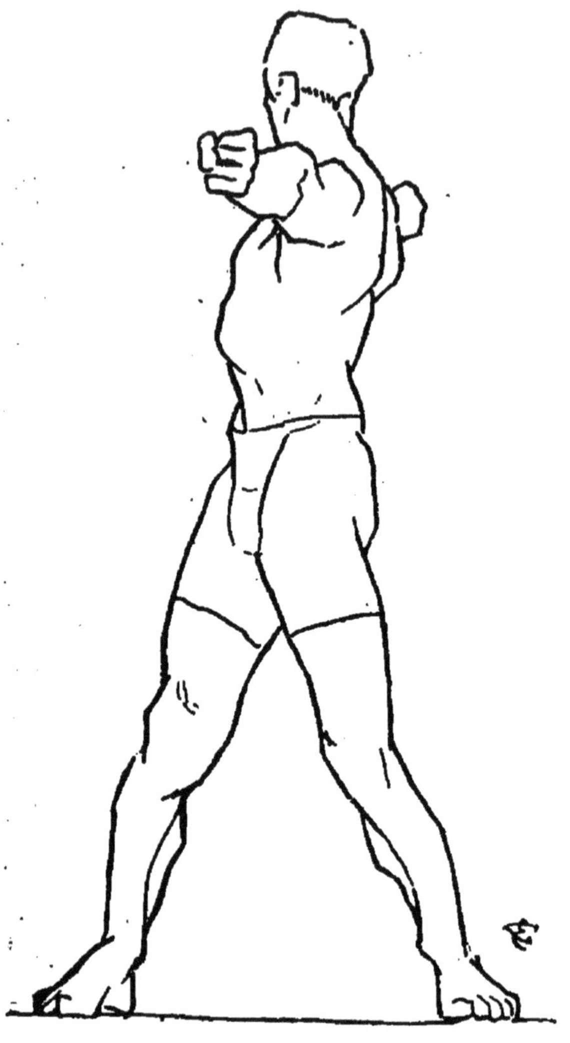

Fig. 10

1° Tourner le tronc à droite (v. fig. 10) ;

2° Le fléchir sur la cuisse droite, sans fléchir les jambes, sans remuer les hanches (v. fig. 11) ;

3° Redresser le tronc en restant tourné à droite ;

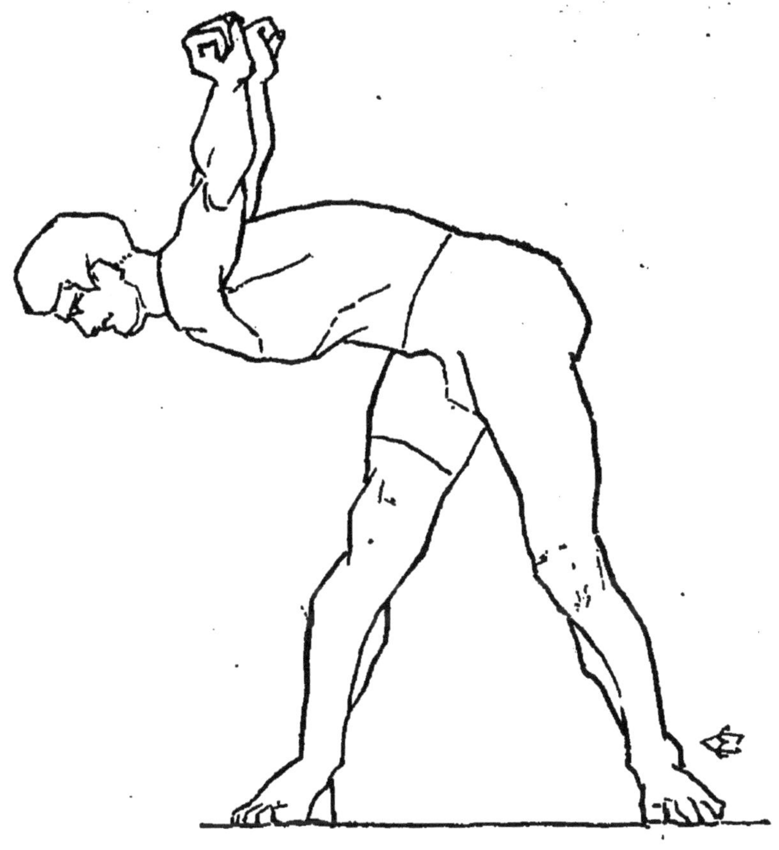

Fig. 11

4° Etendre le tronc en arrière ;

5° Redresser le tronc ;

6° Le ramener face en avant.

Exécuter le même mouvement à gauche.

VIII. **Flexion et extension du tronc en avant et en arrière** (à faire vingt fois) :

a) Prendre la position régulière du corps ;

b) Pieds écartés ;
c) Mains aux hanches ;

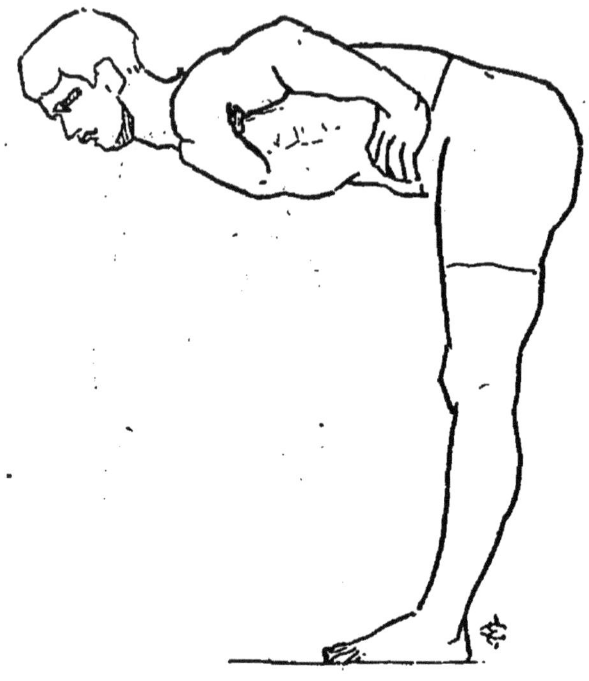

Fig. 12

1° Fléchir le tronc en avant, sans fléchir les jambes (de manière à former un angle droit avec le sol) ;

2° Revenir à la position de départ ;

3° Etendre le tronc en arrière, sans pencher trop la tête en arrière (fig. 13 ci-contre) ;

4° Revenir à la position de départ.

IX. **Flexion latérale du tronc à droite et à gauche** (à faire vingt fois) :

a) Prendre la position régulière du corps ;

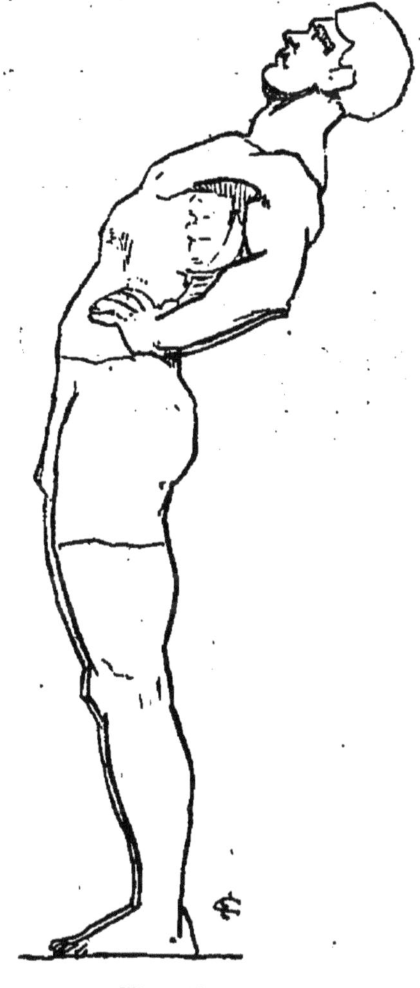

Fig. 13

b) Pieds écartés ;

c) Mains aux hanches ou à la nuque ;

1° Pencher le tronc à droite, sans fléchir les jambes, la tête dans le prolongement du tronc ;

2° Revenir à la position de départ ;

3° Pencher le tronc à gauche ;

4° Revenir à la position de départ.

X. **Circumduction du tronc** (à faire cinq fois à droite, cinq fois à gauche) :

a) Prendre la position régulière du corps ;

b) Les pieds écartés ;

c) Mains aux hanches ou à la nuque ;

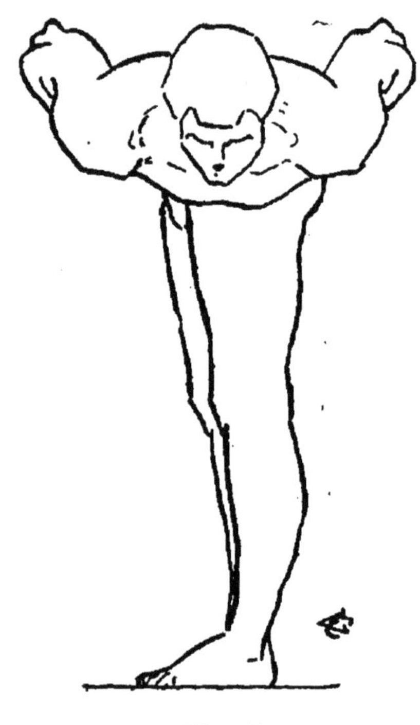

Fig. 14

1° Fléchir le tronc en avant ;

2° Fléchir le tronc à droite, les épaules dans le même plan que les hanches ;

3° Etendre le tronc en arrière ;

4° Fléchir le tronc à gauche.

5° Revenir en avant.

Même mouvement à gauche :

1° Fléchir le tronc en avant ;

2° Fléchir le tronc à gauche, les épaules dans le même plan que les hanches, etc...

XI. **Etant couché horizontalement, élever les jambes réunies verticalement** (à faire dix fois) :

Position de départ ; station couchée ; dos au sol ; bras allongés le long du corps (fig. 15) ;

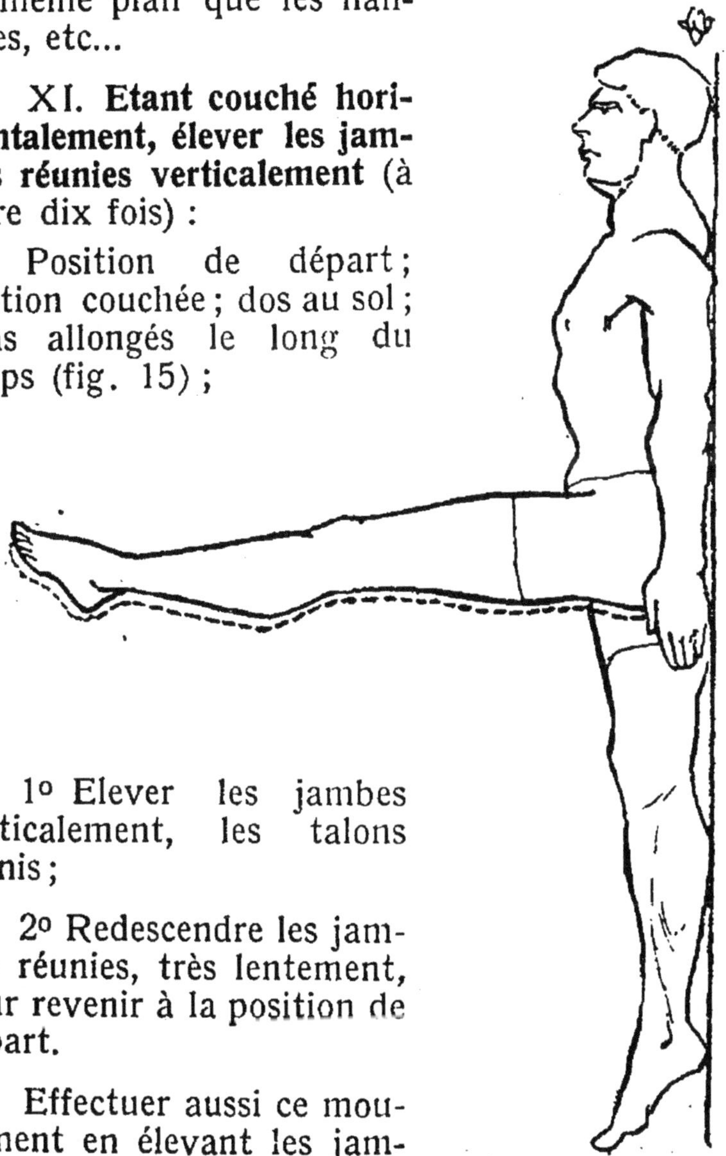

1° Elever les jambes verticalement, les talons réunis ;

2° Redescendre les jambes réunies, très lentement, pour revenir à la position de départ.

Effectuer aussi ce mouvement en élevant les jambes alternativement.

Fig. 15

XII. **Etant couché horizontalement, flexion et extension du tronc** (à faire dix fois) :

Position de départ ; station couchée ; dos au sol ; pieds réunis ; bras étendus au-dessus de la tête, paumes tournées en dessus (fig. 16 ci-contre) ;

1° Relever *lentement* le tronc jusqu'à la position assise et essayer de toucher la pointe des pieds en fléchissant le tronc sur les cuisses ;

2° Se redresser et abaisser le tronc jusqu'au sol.

Terminer par cinq respirations profondes :

a) Prendre la position régulière du corps ;

1° Inspirer par le nez, en élevant les bras étendus sur les côtés jusqu'à la hauteur des épaules ;

2° Expirer par la bouche, en descendant très lentement les bras.

Pendant l'exécution des mouvements, respirer librement **sans faire d'effort.**

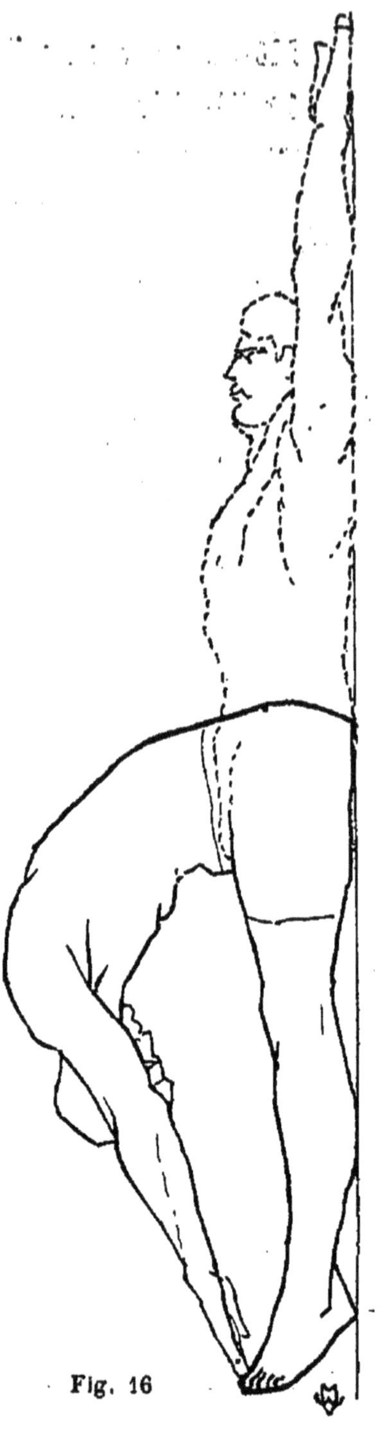

Fig. 16

Combien de fois faut-il répéter chaque mouvement ?

Cela dépend du degré d'entraînement. Il faut aller prudemment et se garder de commencer d'emblée par de fortes doses, afin d'éviter la fatigue et le dégoût de l'éducation physique.

Au contraire, on ira lentement, on commencera par faire chaque mouvement une fois seulement par jour, lentement, et en s'appliquant à obtenir la perfection des gestes.

Puis on passera à deux, au bout d'une semaine, par exemple.

La troisième semaine, on fera trois mouvements de chaque sorte, et on montera ainsi jusqu'à cinq, en augmentant chaque semaine d'un mouvement.

Alors, en possession de la suite de la leçon, et sachant exécuter les mouvements d'une façon impeccable, on montera rapidement à dix.

En plein entraînement, on pourra répéter les mouvements, soit dix, soit vingt, soit trente fois, suivant leur importance, et suivant les besoins personnels.

A quelle cadence faut-il faire les mouvements ?

Au début, quand on commence à s'entraîner et à apprendre les mouvements, la cadence est lente.

En pleine forme, on ira plus vite ; en moyenne, on effectuera les mouvements à la cadence de vingt à trente par minute. Et cela dépend de l'importance et de la difficulté du mouvement.

Comment faut-il respirer pendant les mouvements ?

Toujours par le nez.

Toujours très lentement, inspiration profonde, prolongée ; expiration aussi complète que possible.

Donc, à part les mouvements respiratoires proprement dits, il ne faut pas rythmer la cadence de la respiration sur celle des mouvements.

Les mouvements peuvent être plus ou moins rapides ; la respiration doit toujours être conduite lentement.

Que faut-il faire après la séance d'Education physique individuelle ?

Une séance de plein entraînement doit déterminer une sudation salutaire.

La séance achevée, il faut faire une toilette générale.

L'idéal serait, à ce moment, de se baigner et de terminer par quelques minutes de natation, ou encore de pouvoir prendre une douche froide.

Mais les circonstances ne permettent guère le bain ni la douche ; il faut donc se contenter d'un grand lavage et savonnage à l'eau froide (voir pages 95-96), que l'on fera suivre d'une friction générale à l'alcool ou au gant de crin.

Une excellente pratique est celle qui consiste à se masser soi-même après l'exercice, soit avec la main sèche, ou mieux, avec un peu de poudre de talc, qui facilite les mouvements de massage.

Qu'est-ce que le massage ?

Le massage consiste en manœuvres que l'on pratique avec l'extrémité des doigts des deux mains plus ou moins réunis et qui se déplacent rapidement le long d'un segment (1) déterminé du corps, en agissant :

1° Sur la peau : effleurage, frictions et pressions légères ;

2° Sur la peau et les tissus profonds : frictions et pressions fortes, pétrissage des muscles (v. planches 1 et 2, pages 64 et 81).

Quels sont les résultats du massage ?

Le massage superficiel ou profond, suivant le cas, active la circulation veineuse, qui entraîne les déchets et favorise aussi l'apport d'oxygène et de matières nutritives par le sang artériel ;

Défatigue le muscle contracté par un exercice intense en lui rendant la souplesse.

Comment faut-il se masser ?

Il faut masser les membres en commençant par l'extrémité pour remonter à la racine, c'est-à-dire vers le tronc, afin de faciliter le retour du sang veineux.

Il faudra employer le massage superficiel ou effleurage.

---

(1) *Segment* : C'est une partie déterminée du corps comme l'avant-bras, la jambe, etc...

Le massage profond ne s'emploie qu'au cas de fatigue intense d'un muscle ou d'un groupe de muscles contractés par un exercice prolongé ou violent.

On masse successivement les membres inférieurs, puis chacun des deux membres supérieurs et, avec un peu d'habitude, on arrivera à se masser les membres supérieurs suffisamment avec une seule main.

On pourra aussi pratiquer un massage de la région lombaire et du ventre.

Le massage du ventre doit toujours être superficiel et léger. Il faut le commencer dans l'aine droite, remonter jusqu'à sous les côtes droites, traverser ensuite l'abdomen jusqu'aux côtes gauches et redescendre le long du flanc gauche pour revenir au point de départ ; et recommencer le même mouvement circulaire toujours dans le même sens.

Pendant le massage, les muscles doivent être en état de complet relâchement.

Comment faut-il masser les membres ?

Il faut s'y prendre comme il suit pour masser les membres.

1° *Membre inférieur* :

Commencer le massage à partir du genou en remontant vers le ventre. Pratiquer un effleurement superficiel, puis un pétrissage profond des muscles en les saisissant entre le pouce et les doigts réunis de chaque main.

Après le massage de la cuisse, masser la jambe

en commençant par le pied pour finir au genou, et employer les mêmes manœuvres.

Donc, la cuisse d'abord, la jambe ensuite.

2° *Membre supérieur* :

Commencer par masser le bras en partant du coude, pour remonter à l'épaule.

Masser ensuite l'avant-bras de la main au coude.

Donc, le bras d'abord, l'avant-bras ensuite.

Que faut-il faire après une séance d'Education physique, ou un exercice qui met en sueur ?

Nous l'avons déjà dit, il faut se laver à grande eau, faire une friction ou massage, et se rhabiller.

Quand on ne peut se laver immédiatement, il faut s'essuyer et se changer de vêtements de dessous.

S'il y a encore impossibilité, il faut éviter les refroidissements. Pour cela, mettre du papier de journaux sur la poitrine et sur le dos, ne jamais aller s'asseoir en sueur dans un endroit exposé à la fraîcheur, ou à un courant d'air, même léger.

Faut-il boire quand on est en sueur ?

Non, il ne faut pas boire immédiatement quand on est en sueur.

Avant, il est bon de tremper les mains jusqu'aux poignets dans l'eau froide, et se passer un peu d'eau sur le front, de se rincer la bouche, et d'attendre ainsi quelques instants pendant lesquels on prendra les précautions indiquées à la question précédente ; puis on boira par petites gorgées et peu à la fois.

Peut-on s'excuser de ne pas accomplir quotidiennement les exercices de l'Education Physique et tout au moins la série abrégée des douze mouvements, en invoquant le manque de temps ?

Non, en aucun cas. C'est une question de volonté ; il s'agit d'être convaincu et de le vouloir fermement.

D'ailleurs, quand la maladie vient, ne faut-il pas prendre le temps d'être malade?

La marche est-elle un bon exercice ?

Oui, la marche est un exercice de haute valeur.

Elle active la circulation, la respiration, elle fait travailler les muscles.

Elle accélère les fonctions digestives : appétit, digestion, assimilation.

Elle est souvent un divertissement pour l'esprit.

On ne devrait pas laisser passer un jour sans avoir fait une marche d'au moins une heure.

Naturellement, il faut éviter, ici comme ailleurs, le surmenage, et s'entraîner progressivement.

Pendant la marche : se tenir droit, les épaules un peu effacées, tendre le jarret sans raideur ; respirer par le nez et faire des inspirations longues, profondes et lentes. Si on ne peut faire l'expiration par le nez, on s'y exercera et, faute d'y réussir, on la fera par la bouche.

LA NATATION

Est-il utile et nécessaire de savoir nager ?

Savoir nager est absolument nécessaire. La natation doit faire partie des actes naturels de la vie, comme la marche, la course, le saut, etc... Tout le monde doit savoir nager :

1° Savoir nager donne du sang-froid, de la présence d'esprit en face d'un danger qui menace ;

2° Savoir nager développe encore la maîtrise de soi-même qu'il faut posséder pour apprendre et pour vaincre la peur de l'eau, très forte chez certaines personnes ;

3° Savoir nager nous met en possession d'un moyen d'éducation physique de premier ordre.

La nage est un exercice de haute valeur :

1° Parce qu'elle comporte des mouvements des membres qui exigent de la souplesse, de la résistance ;

2° Parce que ces mouvements se font dans l'eau qui agit sur la surface du corps, sur la peau. En activant la circulation cutanée, la nage décongestionne les organes internes ;

3° Parce qu'elle développe la fonction respiratoire. Savoir bien respirer est nécessaire pour bien nager. Il faut constamment veiller à sa respiration pendant qu'on nage et bien la commander ;

4° Parce qu'elle donne la pratique, l'habitude, la connaissance de l'eau froide.

Y a-t-il danger de tomber à l'eau en sortant de table, ou en pleine digestion ?

D'une manière générale, il ne faut pas se baigner en sortant de manger.

Cependant, s'il arrive que l'on tombe à l'eau dans ces conditions, il ne faut nullement s'effrayer et se croire perdu. Le plus souvent, on n'éprouvera aucun dommage.

L'expérience montre qu'il y a beaucoup de personnes qui peuvent se baigner après le repas, sans être incommodées.

Les accidents qui ont été signalés se sont sans doute produits :

Soit chez des sujets qui s'effraient, se troublent et perdent leurs moyens ;

Soit chez d'autres qui avaient pris une trop grande quantité de nourriture ou d'alcool.

Peut-on prendre un bain froid quand on est en sueur, quand on vient de faire un exercice physique ?

Oui, sans aucun danger.

Ce qui est mauvais, c'est de se déshabiller et de rester exposé au vent ou au courant d'air, quand on est en transpiration.

Il faut d'ailleurs toujours avoir chaud quand on va se baigner dans l'eau froide. Dans le cas contraire, il est préférable d'attendre que l'on soit réchauffé, et le meilleur moyen est alors de faire des mouvements d'éducation physique à allure vive.

Apprend-t-on à nager facilement ?

On apprend à nager facilement avec la méthode que nous allons indiquer et qui a pour titre : » Comment on apprend à nager avec une assiette. »

Cette méthode a été inventée par l'un de nous en 1913.

Sur quoi est basée cette méthode ?

Sur la remarque que c'est la peur de l'eau qui empêche d'apprendre à nager.

Le chien, le cheval nagent naturellement, il en serait ainsi de nous-mêmes sans cette appréhension, cette crainte de l'eau qui nous paralysent, nous empêchent de faire aucun mouvement.

Quel est donc le but de cette méthode ?

C'est de faire disparaître la peur de l'eau.

En quoi consiste la méthode proposée ?

Elle consiste à aller chercher une assiette placée au fond de l'eau en ayant l'eau jusqu'à la ceinture d'abord, puis à la hauteur de la poitrine, puis sous les aisselles, puis jusqu'au cou, et en mettant l'assiette de plus en plus loin devant soi.

Quel est le résultat obtenu après dix leçons de dix minutes ?

C'est de permettre de faire huit à neuf brassées sous l'eau ;

Vingt ou trente à la surface ;

D'aller chercher sans appréhension un objet quelconque à 2 m. 50 de profondeur.

Voici la moyenne des résultats obtenus au cours des dix premières leçons données à 50 élèves :

Leçons	Nombre de brassées exécutées par les élèves		Leçons	Nombre de brassées exécutées par les élèves	
	Sous l'eau	Sur l'eau		Sous l'eau	Sur l'eau
1re	0	0	6e	5.6.7	6.7
2e	0	0	7e	7	8
3e	4	4	8e	8.9	12.15
4e	4	4	9e	8.9	16.19
5e	4	4	10e	8.9	26.30

PREMIÈRE LEÇON

Exécuter les mouvements suivants, dans l'ordre indiqué :

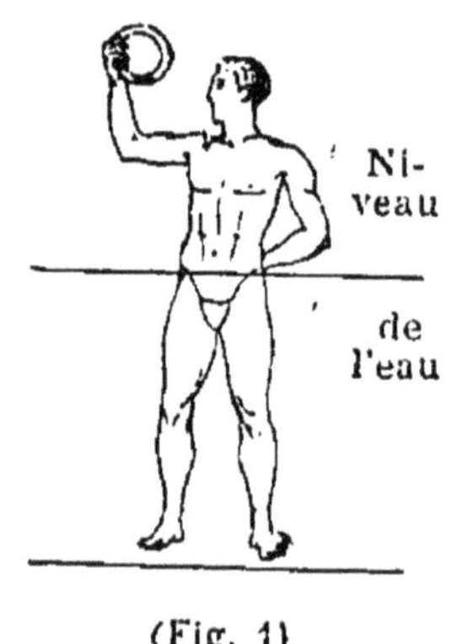

(Fig. 1)

1° Placez-vous dans l'eau jusqu'aux aines (fig. 1). — L'élève debout, pieds écartés, dans l'eau jusqu'aux aines, tient une assiette à la main.

2° Posez l'assiette au fond du bain (Fig. 2). — Faire une courte inspiration, se courber, plonger la tête dans l'eau, poser l'assiette à ses pieds au fond du bain, se redresser et rejeter complètement l'air inspiré. Faire alors quelques respirations pour rétablir la régularité du souffle.

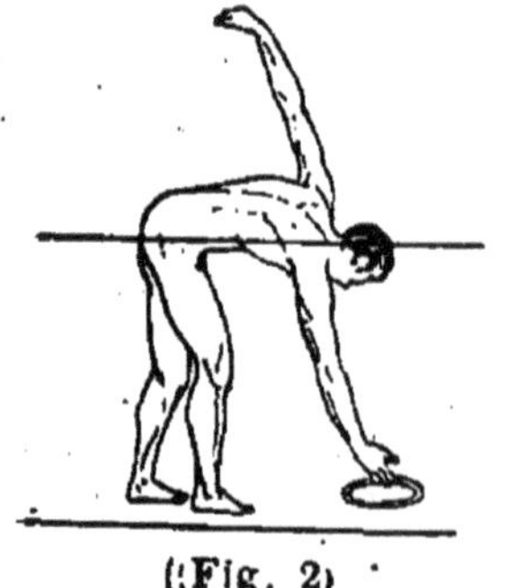
(Fig. 2)

3° Remontez l'assiette. — Faire une courte inspiration, se courber, plonger la tête dans l'eau, ouvrir les yeux, regarder l'assiette, la saisir, la remonter puis rejeter complètement l'air inspiré. Faire alors quelques respirations pour rétablir la régularité du souffle.

Dans cette profondeur, exécuter 5 fois **1° 2° 3°** (avec une main d'abord, puis avec les deux mains).

4° Faites les mouvements des bras (5 fois au moins) (fig. 3). — Pour apprendre à faire les mouvements des bras, l'élève prend la position suivante :

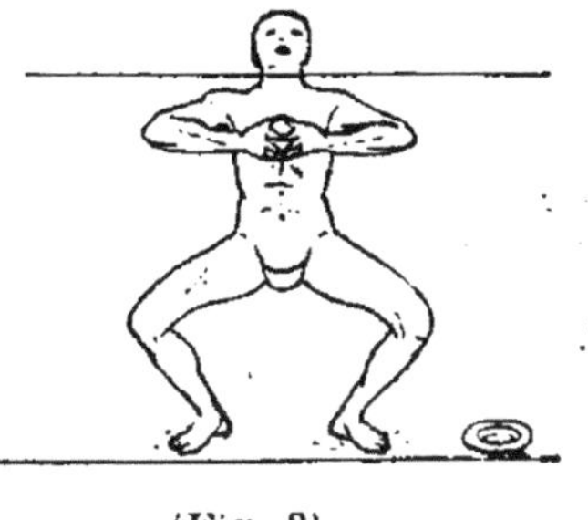

(Fig. 3)

Station écartée ; bras fléchis, mains à hauteur des seins, allongées et jointes, pouces en **dessus**, fléchir les jambes pour arriver à avoir de l'eau jusqu'au cou, lever la tête.

A. Sans brusquerie, étendre complètement les bras *sous l'eau*, les mains allongées et jointes, *pouces en dessus*.

Au début, on a une tendance :

1° A étendre les bras brusquement. On se figure qu'ainsi l'on se pousse mieux en avant. C'est une grave erreur. *Ce mouvement ne fait pas avancer*. Il prépare seulement l'écartement latéral des bras. Il faut l'exécuter avec tranquillité, avec souplesse ;

2° A sortir les bras de l'eau, autre grave défaut dont il faut immédiatement se corriger. C'est lorsqu'il veut couler à pic que le nageur lève les bras hors de l'eau.

B. Tourner les mains, paumes en dehors, *pouces en* **dessous**.

C. Energiquement, écarter latéralement les bras bien allongés jusqu'à la hauteur des épaules.

Ce mouvement *fait avancer*, et d'autant plus, qu'il est exécuté avec plus de vigueur. Il fait faire d'ailleurs à l'élève un petit bond en avant.

D. Sans brusquerie, rapprocher les coudes du corps en fléchissant les bras, de manière à amener les mains jointes, *pouces en dessus*, à la hauteur de la poitrine. Bien surveiller sa respiration pendant ces mouvements : l'inspiration se fait pendant C (écartement latéral des bras), l'expiration pendant D, A, B.

5° **Descendez la pente du bain pour gagner un peu de profondeur.** (S'arrêter lorsqu'on a deux centimètres d'eau au-dessus des aines).

6° **Dans cette profondeur, posez et remontez l'assiette** comme il est indiqué ci-dessus **(1° 2° 3°) (cinq fois au moins).**

7° **Faites les mouvements des bras (4) (cinq fois au moins).**

8° **Recherchez encore une profondeur plus grande de deux centimètres.**

9° **Dans cette profondeur, posez et remontez l'assiette (1° 2° 3°) (cinq fois au moins).**

10° **Faites les mouvements des bras (4) (cinq fois au moins).**

L'élève va se rhabiller.

Sans avoir été incommodé, sans y penser, suggestionné par l'idée fixe de remonter l'assiette, l'élève au cours de la première lecon :

A retenu sa respiration ;

A plongé sa tête et ouvert ses yeux dans l'eau ;

S'est accoutumé au bouillonnement de l'eau dans ses oreilles, le tout en éprouvant le minimum de crainte, car il a eu pied constamment.

DEUXIÈME, TROISIÈME & QUATRIÈME LEÇONS

Au début de chacune de ces lecons, placez-vous dans l'eau jusqu'aux aines, comme il est indiqué à la première leçon (1° fig. 1). **Puis, répétez tous les exercices de la première leçon ; posez l'assiette au fond du bain** (2° fig. 2) ; **remontez l'assiette** (3°) ; **faites les mouvements des bras** (4° fig. 3) **cinq fois au moins dans chaque profondeur.**

A chaque leçon nouvelle, augmentez progressivement le nombre des bonds vous permettant de gagner une profondeur de deux centimètres, de manière à être dans l'eau à la fin de la deuxième leçon jusqu'au creux de l'estomac ; de la troisième leçon jusqu'aux seins ; de la quatrième leçon jusqu'aux aisselles.

Lorsque l'élève n'appréhende plus de plonger sa tête sous l'eau, on le place dans l'eau jusqu'aux aines (fig. 1), et on lui commande :

Appuyez vos mains au fond du bain et donnez dans cette position des coups de pied avec les deux jambes en même temps et en les écartant.

Cet exercice a pour but d'habituer l'élève à perdre pied. Il constitue une préparation à la cinquième leçon.

CINQUIÈME LEÇON

Au début de la leçon, placez-vous dans l'eau jusqu'aux aines (1° fig. 1), **puis répétez les exercices des quatre premières leçons (une fois seulement dans chaque profondeur), afin d'arriver à avoir de l'eau jusqu'aux aisselles.**

Lorsque l'élève, debout en station écartée, a de l'eau jusqu'aux aisselles, par suite de la densité de l'eau, il ne lui est plus possible de se baisser pour poser, puis pour remonter l'assiette. Son corps est soutenu par l'eau, il flotte, et ses mains, malgré ses efforts, ne peuvent arriver à toucher le fond sur lequel ses pieds ne vont plus pouvoir s'appuyer. Un nouvel exercice s'impose :

11° Jetez l'assiette à 1 mètre. — L'élève jette l'assiette devant lui à 1 mètre de distance environ.

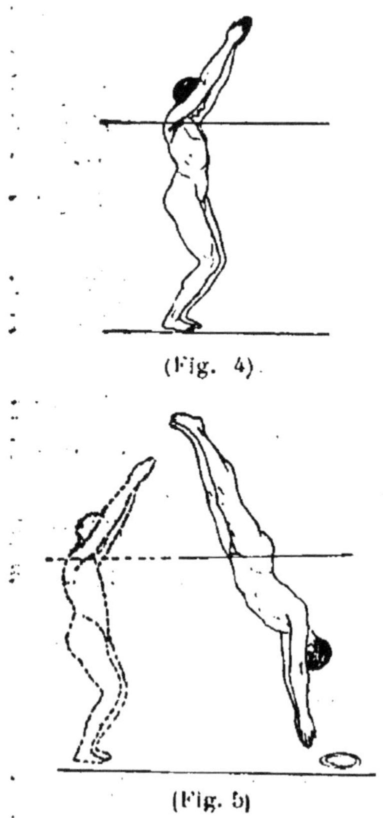

(Fig. 4).

(Fig. 5)

12° Remontez l'assiette. — *a*) Station écartée. Elever les bras verticalement en faisant une inspiration (fig. 4), puis les abaisser immédiatement comme si on voulait toucher le sol entre ses pieds, la tête basse, le menton appuyé contre la poitrine.

b) Fléchir alors les genoux légèrement et par un vigoureux coup de jarret, piquer une tête dans l'eau pour arriver à toucher le fond avec ses mains (fig. 5).

c) Une fois dans l'eau, la tête toujours basse, allonger les bras en avant pour faire les mouvements des bras comme il est indiqué plus haut (4°), en donnant des coups de pieds avec les deux jambes en même temps, en les écartant. Ne pas rester

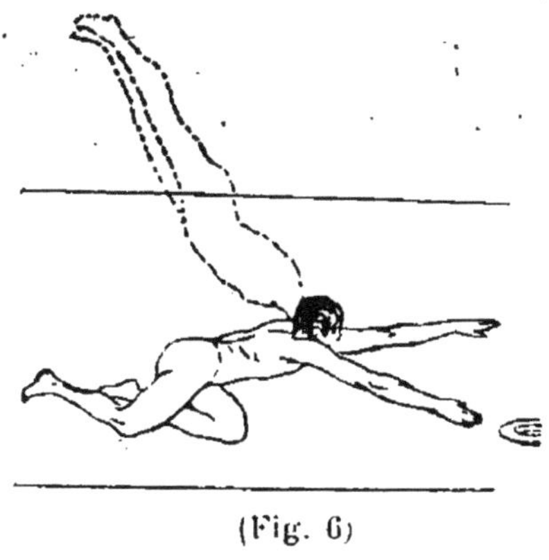

(Fig. 6)

plié en deux, avoir soin de bien allonger le corps, les bras et les jambes dans le même plan en se propulsant vers l'assiette. (Fig. 6). Saisir l'assiette, la remonter, et faire des respirations. Recommencer cinq fois au moins, puis aller s'habiller.

L'élève est arrivé à un moment qui lui semble difficile, mais qui est décisif. Il y a lieu de signaler au sujet de ce mouvement (12° remontez l'assiette), que le plus souvent il ne le réussit pas du premier coup. Il ne doit pas se décourager, car l'expérience démontre qu'à la cinquième ou sixième tentative au plus, l'élève le moins doué arrive parfaitement à remonter l'assiette. Alors, il est stupéfait de la facilité avec laquelle il vient d'exécuter cet exercice. Il demande à le refaire immédiatement. Il commence à se rendre compte que l'habitude qu'il a prise, dès la première leçon, de travailler sous l'eau, ne lui a pas été inutile.

Ayant abordé dès le début la difficulté que redoutent tant de nageurs, le parcours sous l'eau, l'élève sait plonger avant de savoir nager. Un mètre de parcours sous l'eau, dans ces conditions, équivaut à plusieurs mètres de nage à la surface.

SIXIÈME, SEPTIÈME, HUITIÈME, NEUVIÈME ET DIXIÈME LEÇONS

Répétez une fois seulement, dans chaque profondeur, les exercices de la cinquième leçon ; puis allez chercher plusieurs fois l'assiette lancée à une

distance de 2 mètres, puis de 3, 4, 5, 6, 7, 8, 9 et 10 mètres, selon le degré d'entraînement.

Lorsque l'élève est capable de faire six brassées sous l'eau, on lui commande :

Jetez l'assiette à deux mètres (puis 3, 4, 5, 6, 7, etc.).

L'élève jette l'assiette devant lui à la distance indiquée.

Puis :

Allez chercher l'assiette en vous servant de vos jambes seules comme moyen de propulsion.

Exécuter les mouvements *a* et *b* de 12°, remontez l'assiette.

Une fois sous l'eau, tenir les bras tendus dans le prolongement du corps, les paumes des mains en dessous, allonger les deux jambes en même temps en les écartant, les fléchir, puis recommencer le mouvement jusqu'à ce que l'on soit arrivé à portée de l'assiette.

Lorsqu'on nage entre deux eaux, si l'on veut se propulser parallèlement au fond, c'est-à-dire horizontalement, il est indispensable de baisser la tête et de regarder le fond ; si on lève la tête, on remonte imméditament vers la surface.

Afin que l'élève s'en rende compte, on lui commande :

Faites huit brassées sous l'eau, les quatre premières en baissant la tête pour aller au fond, les quatre dernières en levant la tête pour remonter à la surface.

Si la piscine possède un escalier donnant dans un endroit du petit bain où l'élève peut avoir de l'eau jusqu'aux épaules ou si le bord de la piscine n'est pas très élevé au-dessus de la surface de l'eau, on doit faire exécuter le départ pour le parcours sous l'eau de la première marche non immergée de l'escalier ou du bord.

Position de départ : s'accroupir les fesses sur les talons, les genoux très écartés, les bras allongés en avant et se laisser glisser dans l'eau tête basse, le menton appuyé contre la poitrine.

13° Pour vous reposer, renouvelez à la surface l'effort que vous venez d'accomplir au fond de l'eau.

1° L'élève n'a plus la crainte d'aller au fond, puisque c'est son passe-temps habituel depuis la première leçon ;

2° Comme il n'est plus obligé de retenir sa respiration, il dispose d'une force dont il était habitué à se passer.

Pour partir : Prenez la position indiquée au n° 4. Allongez-vous sans brusquerie, coulez pour ainsi dire dans l'eau. Maintenez bien les bras sous l'eau. Respirez correctement : la respiration est une chose capitale dans la nage à la surface. (Voir 4°).

L'élève qui peut nager dix mètres sous l'eau (10e leçon environ), est capable de faire vingt-cinq à trente mètres à la surface. A ce moment, il peut aller dans le grand bain à trois mètres de profondeur.

En effet, trois mètres pour parvenir au fond, plus trois mètres pour remonter, cela équivaut à une distance de six mètres à parcourir sous l'eau.

Un parcours sous l'eau en longueur (horizontal) ou en profondeur (vertical) est un parcours sous l'eau. Qu'on l'accomplisse dans un sens ou dans un autre, la sensation est identique pour le nageur et se résume en ceci : six mètres à faire sans respirer. Or, l'élève peut en faire dix, donc il est capable d'aller dans le grand bain.

Nerveux, il pique de la dernière marche de l'escalier.

Calme, il pique carrément du bord.

Pour piquer : Se placer sur la marche de l'escalier ou sur le bord du bain, les talons joints et les pieds ouverts, le gros orteil recourbé dépassant le bord pour éviter le glissement.

Elever les bras verticalement et se pencher en avant comme pour toucher la pointe de ses pieds, en ayant soin de maintenir les jambes tendues et la tête baissée.

Alors, par une légère élévation des talons, porter le corps en avant et se laisser tomber dans l'eau sans faire aucun autre mouvement.

Par ce plongeon, correctement exécuté, on atteint trois mètres de fond.

Pour remonter du fond, renversez la tête en arrière, bombez la poitrine et faites avec les bras et les jambes les mouvements qu'exécute un écureuil lorsqu'il essaye de gravir l'escalier interminable qu'est sa cage mobile.

L'élève n'essaye même pas de prendre la perche que, par mesure de précaution, l'instructeur resté au bord est prêt à lui tendre, en cas de besoin, au moment où il reparaît à la surface.

Il est maître de lui puisqu'il n'a plus peur de couler, il est donc apte à profiter de nouveaux conseils.

Aussi, est-ce à ce moment seulement que l'on rectifie ses mouvements.

Corrections : Veiller à sa respiration (4°). Faire les mouvements lentement. Bien s'allonger. Ne pas sortir les mains de l'eau. Avoir les doigts joints. Arrêter les bras à hauteur des épaules. Allonger les jambes sans brusquerie mais les rapprocher vigoureusement.

L'élève n'a plus qu'à s'entraîner progressivement.

Il apprécie les progrès qu'il fait, non pas par le nombre de mètres parcourus, mais par le nombre de minutes pendant lesquelles il est capable de nager sans reprendre pied.

La vitesse s'acquiert par la suite.

CONCLUSION

Quels sont, au cours de notre journée, les moments les plus favorables pour observer les règles de l'hygiène individuelle pour accomplir les exercices de l'éducation physique ?

Le matin, dès le réveil, à l'heure fixée, se lever avec décision, puis la fenêtre étant ouverte, commencer la journée par la série des mouvements d'éducation physique indiqués (v. pages 118 et suiv.)

Le corps, ainsi assoupli et échauffé, procéder à la toilette matinale, comme il a été prescrit pages 95 et suiv. pour la toilette du corps ; v. page 38 pour les soins de la bouche et des dents.

Puis, c'est le petit déjeuner, (v. pages 34-36).

Et l'on va à ses occupations. Dans la rue, surveiller la tenue ; la démarche doit être vive, alerte, il faut se tenir droit, sans raideur. Il convient de veiller à la respiration et de faire des respirations amples, profondes, en cherchant à faire des expirations plus longues que les inspirations ; si l'on compte jusqu'à trois pendant une inspiration, il faudra compter jusqu'à quatre pendant l'expiration. Respirer par le nez toujours (v. pages 55 et suiv.)

Pendant le travail, ne pas négliger l'aération, éviter de porter les mains au visage et surtout au pourtour des yeux et de la bouche.

Avant le déjeuner : si l'on est en sueur, se changer si cela est possible et se laver ; si cela est impossible, passer un linge sec sur la poitrine, se couvrir et éviter les courants d'air (v. pages 108-137).

Procéder à un nettoyage complet des mains : savonnage, brossage. Les ongles sont débarrassés avec soin, des poussières qui les souillent (v. pages 98-99).

Pendant le déjeuner, faire un choix judicieux des aliments nutritifs et faciles à digérer (v. pages 32 à 35).

Manger avec modération, en pratiquant une mastication lente, énergique, totale (v. page 36).

Boire la quantité de liquide nécessaire sans dépasser la dose permise (v. page 41).

Boire à petites gorgées.

Ne pas lire en mangeant, ne pas s'animer par une discussion trop vive, éviter les causes de surmenage cérébral : calculs, tracas.

Après le déjeuner, procéder à un nettoyage des mains, de la bouche et des dents, toutes les fois que cela est possible (v. page 37).

L'après-midi, pendant le travail, observer les mêmes règles que dans la matinée et veiller constamment à l'aération et à la propreté.

Avant le dîner, mêmes soins d'hygiène qu'avant le déjeuner.

Pendant le dîner, observer également les règles de l'hygiène alimentaire.

Avant de se coucher, faire une toilette générale, employer, si l'on a été exposé aux poussières, l'eau chaude ou tiède (v. pages 95 et suiv.)

Et procéder avec soin à la toilette de la bouche si importante le soir (v. page 38).

On peut ensuite, exécuter quelques mouvements d'éducation physique (v. pages 118 et suiv.)

Aération complète de la chambre (v. page 106).

Recueillement.

Sommeil (v. pages 104-105).

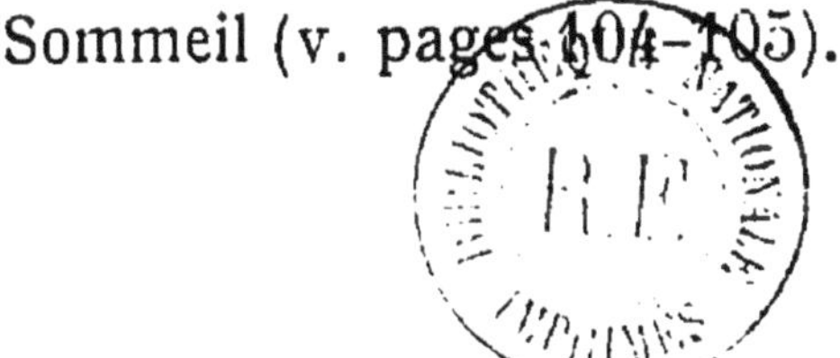

TABLE DES MATIÈRES

Imprimerie V. OUTREBON
52, Rue de la Verrerie, Paris

www.ingramcontent.com/pod-product-compliance
Ingram Content Group UK Ltd.
Pitfield, Milton Keynes, MK11 3LW, UK
UKHW021148260726
13994UKWH00001B/350